治療薬NAVIシリーズ VOL.1

関節リウマチ治療における生物学的製剤の選択と適正使用

編集 田中良哉 産業医科大学医学部第一内科学講座教授

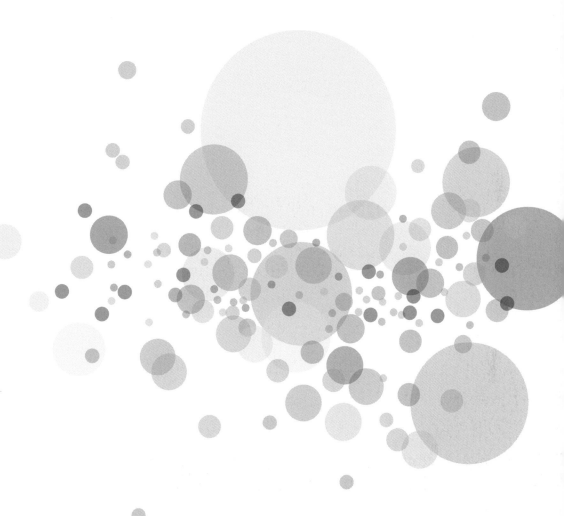

日本医学出版

序　文

　1975年にKöhlerとMilsteinによって開発されたモノクローナル抗体技術などを応用した生物学的製剤は，標的分子制御を目的として自然界に存在する蛋白質から生成されたバイオ医薬品である．癌，移植，自己免疫疾患等の治療に臨床応用され，高い治療効果をもたらした．

　生物学的製剤の展開が最も成功した疾患の1つである関節リウマチは，関節滑膜炎を病態の主座とする全身性自己免疫疾患であるが，発症早期から関節破壊が進行し，一旦変形すると不可逆的な身体機能障害を引き起こすため，早期からの適正な治療が必要である．しかし，メトトレキサートと生物学的製剤の導入により臨床的寛解が治療目標となり，さらに，構造的寛解，機能的寛解の維持が可能となってきた．

　斯様な治療の進歩は，新規の分子標的治療薬の開発，新たな治療戦略の構築に至り，リウマチ医療にパラダイムシフトをもたらしつつある．また，生物学的製剤による治療は，関節炎症乾癬，強直性脊椎炎，ベーチェット病等の多彩な関節疾患や免疫難病に拡大しつつある．一方，いずれの疾患でも，生物学的製剤の使用に際しては，免疫抑制等に伴う日和見感染症等の重篤な有害事象に対する専門的な管理と治療が要求されるようになった．

　本誌では，関節リウマチ治療における生物学的製剤の選択と適正使用のナビゲーションを目標として，関節リウマチ治療の基本的な考え方，生物学的製剤の基礎知識，他の薬剤との併用や処方の実際について，第一線で活躍される先生方にご執筆頂いた．実臨床に役立てて頂けるとともに，リウマチ医療の心髄に触れて頂けるものと期待している．

2015年3月

産業医科大学医学部第1内科学講座　　田中　良哉

執筆者一覧

【編集企画】

田中　良哉　　産業医科大学医学部　第一内科学講座　教授

【執筆】

田中　良哉　　産業医科大学医学部　第一内科学講座　教授
宮坂　信之　　東京医科歯科大学　名誉教授
湯川尚一郎　　京都大学大学院医学研究科　内科学講座臨床免疫学 助教
三森　経世　　京都大学大学院医学研究科　内科学講座臨床免疫学 教授
天野　宏一　　埼玉医科大学総合医療センター　リウマチ・膠原病内科　教授
山﨑　隼人　　東京医科歯科大学大学院医歯学総合研究科　薬害監視学講座　助教
針谷　正祥　　東京医科歯科大学大学院医歯学総合研究科　薬害監視学講座　教授
一瀬　邦弘　　長崎大学大学院医歯薬学総合研究科　展開医療科学講座（第一内科）　助教
川上　純　　　長崎大学大学院医歯薬学総合研究科　展開医療科学講座（第一内科）　教授
末松　栄一　　国立病院機構九州医療センター　膠原病内科 医長
萩原　晋也　　筑波大学医学医療系内科（膠原病・リウマチ・アレルギー）　講師
坪井　洋人　　筑波大学医学医療系内科（膠原病・リウマチ・アレルギー）　講師
住田　孝之　　筑波大学医学医療系内科（膠原病・リウマチ・アレルギー）　教授
中林　晃彦　　地方独立行政法人堺市立病院機構　市立堺病院　腎代謝免疫内科
緒方　篤　　　大阪大学大学院医学系研究科　呼吸器免疫アレルギー内科　准教授
山本　一彦　　東京大学医学部　アレルギーリウマチ内科　教授
山田　秀裕　　聖マリアンナ医科大学　リウマチ・膠原病・アレルギー内科　病院教授
渥美　達也　　北海道大学大学院医学研究科　免疫・代謝内科学分野　教授
亀田　秀人　　東邦大学医学部内科学講座　膠原病学分野（医療センター大橋病院）　教授
鈴木　康夫　　東海大学医学部内科学系　リウマチ内科学　教授
川合　眞一　　東邦大学医学部内科学講座　膠原病学分野（医療センター大森病院）　教授
東　　直人　　兵庫医科大学内科学講座　リウマチ・膠原病科　講師
佐野　統　　　兵庫医科大学内科学講座　リウマチ・膠原病科　主任教授
齋藤　和義　　産業医科大学医学部　第一内科学講座　准教授
小嶋　俊久　　名古屋大学医学部附属病院　整形外科　講師
津谷喜一郎　　東京大学大学院薬学系研究科　医薬政策学　特任教授
五十嵐　中　　東京大学大学院薬学系研究科　医薬政策学　特任助教

池田　　啓	千葉大学医学部附属病院　アレルギー・膠原病内科 診療講師
泉川　美晴	香川大学医学部　血液・免疫・呼吸器内科　助教
土橋　浩章	香川大学医学部　血液・免疫・呼吸器内科　講師
平田信太郎	産業医科大学医学部　第一内科学講座　講師
菱谷　好洋	大阪大学大学院医学系研究科　呼吸器・免疫アレルギー内科学　特任研究員
六反田　諒	聖路加国際病院　Immuno-Rheumatology Center
岡田　正人	聖路加国際病院　Immuno-Rheumatology Center　センター長
岸本　暢将	聖路加国際病院　Immuno-Rheumatology Center　医長
保田　晋助	北海道大学大学院医学研究科　免疫・代謝内科学講座　講師

（執筆順・敬称略）

目　次

第1章　生物学的製剤─選択と適正使用の実際

1. 生物学的製剤の分類と特徴（田中良哉）……………………………………………… 1
2. 関節リウマチ治療における生物学的製剤の適応と治療戦略（宮坂信之）………… 7
3. 関節リウマチ治療における生物学的製剤の治療効果（湯川尚一郎・三森経世）…… 12
4. 関節リウマチ治療における生物学的製剤効果
   減弱例における他剤への切り替え（天野宏一）……………………………………… 19
5. 関節リウマチ治療における生物学的製剤の副作用・相互作用
   ─感染症、悪性腫瘍、脱髄疾患など─（山﨑隼人・針谷正祥）……………………… 25

第2章　関節リウマチ治療における各種生物学的製剤の基礎知識

1. インフリキシマブ（一瀬邦弘・川上　純）…………………………………………… 32
2. エタネルセプト（末松栄一）…………………………………………………………… 39
3. アダリムマブ（萩原晋也・坪井洋人・住田孝之）…………………………………… 46
4. トシリズマブ（中林晃彦・緒方　篤）………………………………………………… 52
5. アバタセプト（山本一彦）……………………………………………………………… 59
6. ゴリムマブ（山田秀裕）………………………………………………………………… 63
7. セルトリズマブ　ペゴル（渥美達也）………………………………………………… 67
8. 開発中の生物学的製剤（亀田秀人）…………………………………………………… 73

第3章　関節リウマチにおける生物学的製剤と他の薬剤との併用

1. 生物学的製剤と抗リウマチ薬（DMARDs）（鈴木康夫）…………………………… 77
2. 生物学的製剤とステロイド（川合眞一）……………………………………………… 85
3. 生物学的製剤と非ステロイド抗炎症薬（NSAIDs）（東　直人・佐野　統）……… 91
4. バイオシミラー（亀田秀人）…………………………………………………………… 98
5. 生物学的製剤の休薬の可能性（齋藤和義・田中良哉）………………………………101
6. 生物学的製剤と人工関節（小嶋俊久）…………………………………………………108
7. 医療経済と生物学的製剤（津谷喜一郎・五十嵐　中）………………………………112

第4章　関節リウマチにおける生物学的製剤処方事例

1　インフリキシマブ（池田　啓） ………………………………………………116
2　エタネルセプト（泉川美晴・土橋浩章） ……………………………………122
3　アダリムマブ（平田信太郎・齋藤和義・田中良哉） ………………………127
4　トシリズマブ（菱谷好洋） ……………………………………………………131
5　アバタセプト（六反田　諒・岡田正人） ……………………………………138
6　ゴリムマブ（岸本暢将） ………………………………………………………142
7　セルトリズマブ（保田晋助） …………………………………………………147

第1章 生物学的製剤─選択と適正使用の実際

1 生物学的製剤の分類と特徴

産業医科大学医学部　第一内科学講座　教授　田中　良哉

はじめに

1975年にKöhlerとMilsteinによって開発されたモノクローナル抗体技術をはじめ，遺伝子組み換え技術により精製された生物学的製剤は，特定の標的分子の制御を目的として臨床応用されてきた。標的が明確であるために高い有効性が期待され，がん，移植，自己免疫疾患等の治療における臨床効果が注目を浴びている。特に，関節リウマチ（RA）等の自己免疫疾患の治療は，1950年代以降ステロイド薬や免疫抑制薬を主体とした非特異的治療が中心であったが，関節・臓器障害や予後の改善には不十分であり，生物学的製剤が導入された。その結果，病態形成に重要な役割を担うTNFなどの特定の分子標的を「ノックアウト」することにより，治療にパラダイムシフトをもたらした。例えば，RAに対するTNF阻害薬の効果は，臨床的寛解のみならず，長期的な構造的，機能的寛解を可能とし，治療目標や診断基準を改訂する契機となった[1〜7]。そのような新展開は，サイトカインのみならずシグナル受容体，細胞表面機能分子などの多彩な標的分子や標的細胞へと拡大しつつある。また，RAのみならず乾癬，炎症性腸疾患，ベーチェット病など多彩な免疫難病に適応が拡大しつつある。同時に，生物学的製剤の使用に際し，日和見感染症等の重篤な副作用などの管理や治療が要求されるようになったが，市販後全例調査や多くの報告による安全性のエビデンスに基づいた適正使用によって支えられてきた。本稿では，免疫難病に使用される生物学的製剤の特徴に関して概説する。

生物学的製剤とは

薬事法には生物学的製剤の定義はなく，「生物由来製品」が相当し，動物，細胞，微生物など生物由来の物質の総称である。医薬品としてワクチン，トキソイド，抗毒素類など微生物由来の製品約50，血液製剤約40品目が収載され，感染症の治療，予防接種，診断などに用いられる製剤が，本来の「生物学的製剤」である。医薬品の薬効から，炎症性疾患に用いる抗体製剤，融合蛋白質，およびインターフェロンなどの遺伝子組み換え製剤は，むしろ「その他の生物学的製剤」に分類される。

モノクローナル抗体などの生物学的製剤は，特定の標的分子制御を目的として，自然界に存在する蛋白質から遺伝子組み換え技術などにより生成されたバイオ医薬品である。①自然界に存在する蛋白質であり，適切に使用すれば安全である。②標的（抗原）が明確で，高い特異性と親和性を有するために，高い効果が期待できる。③多様な抗原に対し

て，多彩な作用機転を応用すれば，広い標的分子に応用できる。④遺伝子工学的手法によるため，工業生産や構造の改良，改変が容易である等を特徴とする。

生物学的製剤の構造と作用

モノクローナル抗体にはマウス抗体，マウス抗体の定常領域（Fc）をヒト抗体で置換したヒト・マウスキメラ抗体（・・・ximab，例：インフリキシマブ），抗原との結合親和性に重要な相補性決定領域以外をヒト抗体で置換したヒト化抗体（・・・zumab），ファージディスプレイ法やトランスジェニック動物を利用して生成したヒト型抗体（・・・mumab）があり，ヒト型抗体にはさらに新規の生成法もある。また，可変領域にポリエチレングリコールを抱合して生体内における安定性を高めたペグ化抗体，抗体に抗がん剤やアイソトープなどを結合させた抱合型抗体，Fabを縦列にして分子量を軽くした次世代型抗体など多様である。また，可溶性受容体とヒト抗体定常領域を結合させた融合蛋白質も広く使用される（・・・cept，例：エタネルセプト）（図1）。

抗体のサブクラスとしては，血中半減期，補体結合性，Fc受容体結合性などの高いIgG1が大部分である。また，抗体の糖鎖のフコースを軽減して抗体依存性細胞障害活性ADCCを飛躍的に高めるなどの修飾もなされている。逆に，IgG2などで作成してADCCや補体依存性細胞障害活性CDC活性を抑制した抗体もある。生物学的製剤は分子

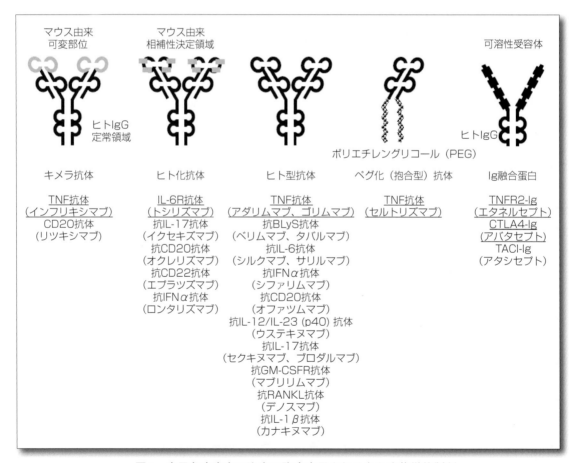

図1　自己免疫疾患の治療に臨床応用される主な生物学的製剤
下線は本邦でRA等に対して承認

量が大きく，点滴静注や皮下注射で使用される。

抗体医薬などの生物学的製剤の作用機構は多彩であり，抗体，標的分子や細胞などにより異なり，未知な点も少なくない。リツキシマブによるB細胞除去療法では，ADCCやCDC活性を介して細胞を除去する。がん細胞に対する抗体の一部は，細胞表面分子を介して細胞死シグナルを活性化して細胞を殺傷する。また，TNFやIL-6阻害薬のように特定のサイトカインや受容体に拮抗的に結合して，シグナル伝達を阻害する作用もある。一般的に，拮抗作用，作動作用共に，シグナル受容体に直接作用，受容体とリガンドとの相互作用を修飾，抗原が酵素や酵素の基質であり抗体が結合することにより作用が誘導，補体やFcを介して他の細胞の活性化を誘導するなどの作用が考えられる。さらに，同じ抗体でも，結合エピトープの相違，結合定数，架橋形成の有無などにより，拮抗的にも作動的にも作用する。そのような抗原，抗体反応は，試験管内と生体内，動物とヒトでは異なる場合があり，例えば，正常人にCD28抗体を用いた試験では，T細胞のCD28を介する強力なシグナルが誘導され，サイトカインストームによる危急状態に陥った報告もある。

生物学的製剤の標的

生物学的製剤の標的は，サイトカイン，シグナル受容体，細胞表面機能分子などの多彩な分子や細胞である。

1）サイトカイン標的治療

サイトカインは，多様な疾患の病態形成において中心的に機能するが，TNF阻害薬はRAをはじめとする免疫難病に対して画期的な治療効果を齎した。本邦では2003年の抗TNFキメラ抗体インフリキシマブに続き，可溶性TNF受容体Ig融合蛋白エタネルセプト，ヒト型抗体アダリムマブ，ゴリムマブ，ペグ化抗体セルトリズマブが市販された。RAの治療においては，標準的抗リウマチ薬であるメトトレキサート（MTX）とTNF阻害薬との併用療法により臨床的寛解の導入が治療目標となった。また，TNF阻害薬の最大の利点は関節破壊抑制効果にあり，臨床的寛解を維持することにより構造的寛解や機能的寛解も可能となった[1〜5]。

TNF阻害薬は，RA以外の多様な免疫難病の治療に応用されている。インフリキシマブとアダリムマブはクローン病や潰瘍性大腸炎に対して使用され，寛解導入を可能とした。インフリキシマブはベーチェット病のぶどう膜炎に，アダリムマブは腸管型ベーチェット病にも使用される。また，いずれの薬剤も乾癬，強直性脊椎炎にも適応拡大され，エタネルセプトとアダリムマブは若年性特発性関節炎にも使用される。最近，TNF阻害薬のバイオシミラー（ジェネリック医薬品）も開発されている。

IL-6も多様な炎症性免疫疾患の病態形成において重要な役割を担う。抗IL-6受容体ヒト化抗体トシリズマブは，2008年にRAに対して承認された。TNF阻害薬と同等の寛解導入率，関節破壊の制御効果を有し，全身型若年性特発性関節炎にも極めて奏効する。また，抗p40（IL-12/IL-23）ヒト型抗体ウステキヌマブは，尋常性乾癬，関節症性乾癬に対して奏功する。

RAに対しては，炎症形成や遷延化に関与するIL-17を標的とした生物学的製剤，単球，破骨細胞，マクロファージの分化，活性化を誘導するGM-CSFの受容体に対する抗体，破骨細胞の成熟誘導に必須なRANKLに対する抗体デノスマブ等が開発中である。全身性エリテマトーデス（SLE）に対しては，病態形成において役割を担うIFN関連遺伝子を制御することを目的として，IFNα抗体やIFN受容体抗体の臨床試験が実施さ

2) 共刺激分子標的治療

T細胞やB細胞が活性化される際には，T細胞受容体やB細胞受容体からの主シグナルと共に，共刺激分子からのシグナルの共存が必須である．共刺激分子の異常は，免疫系の異常活性化や自己免疫疾患の発症につながるため，これを分子標的とする治療が開発されてきた．

T細胞に発現するCD28は，抗原提示細胞に発現するCD80/CD86をリガンドとする代表的な共刺激分子で，CTLA-4は同じリガンドを介してT細胞に対して負のシグナルを伝達する．CD28を介するシグナルを阻害するCTLA4-Ig融合蛋白アバタセプトは，T細胞選択的共刺激調節剤としてRAに承認，第一選択の生物学的製剤の1つと位置づけられる．現在，ループス腎炎に対する治験が実施されている．

B細胞の代表的な共刺激分子であるBAFFは，T細胞などの細胞表面，または，可溶型BAFFとして産生され，SLEの病態への関与が示唆されてきた．抗BAFF抗体ベリムマブは，欧米ではSLEに対する初の生物学的製剤として承認された．効果は比較的マイルドで，MMFとの併用で有効性が改善するとされ，本邦でもSLEを対象に治験が進行する．また，抗BAFF抗体タバルマブの治験も進行中である．

アタシセプトは，BAFFとAPRILの双方に対する受容体であるTACIの細胞外領域と，ヒトIgG1のFc領域の融合蛋白で，B細胞の活性化を制御する．米国では，非腎症SLEに対して治験中である．

3) B細胞標的治療

B細胞は，BCRを介する抗原刺激と共刺激分子シグナルの共存により活性化され，自己抗体を産生し，自己免疫疾患の病態形成過程で中心的な役割を担い，治療標的としても注目される．B細胞の表面抗原CD20に対する抗体リツキシマブを用いたB細胞除去療法は，TNF阻害薬抵抗性のRAに対する治療として日本以外の先進国で承認されている．SLEに対しても高い効果が報告されたが，治験はいずれも不成功に終わり，治験再開の準備段階にある．一方，ANCA関連血管炎は，大量ステロイド薬とシクロホスファミドパルス療法と併用による寛解導入療法を要するが，しばしば治療抵抗性で予後が悪い．本邦ではリツキシマブは未承認薬の適応外使用として，Wegener肉芽腫症と顕微鏡的多発血管炎に承認された．リツキシマブは，多発性硬化症，バセドウ病，シェーグレン症候群，皮膚筋炎/多発性筋炎，特発性血小板減少性紫斑病，血栓性血小板減少性紫斑病，混合型クリオグロブリン血症，寒冷凝集素症，天疱瘡など多岐にわたる自己免疫疾患に対して有効性が報告され，治験が進行している．

CD22はB細胞の分化後期に発現し，B細胞受容体の抑制性共受容体として抑制性シグナルを伝達する．CD22に対するヒト化抗体エプラツズマブのSLEに対する治験では，プラセボに比し有意に高い治療反応性を示した．本邦でもSLEに対して治験中である．

生物学的製剤の問題点

生物学的製剤は，特定の分子標的を「ノックアウト」するために，時に重篤な副作用を生じる．本邦ではRAに対して生物学的製剤を使用する際，安全性の検証などを目的とした市販後全例調査（PMS）が義務付けられた．日本リウマチ学会でも，PMS調査委員会を設置し，使用の適正化を目指した．インフリキシマブの5,000例市販後使用調査では，副作用は1,401例，重篤な副作用308例に発症した．重篤な副作用としては感染症

が多く，細菌性肺炎108例，間質性肺炎25例，ニューモシスティス肺炎22例，結核14例であった．エタネルセプトの市販後13,894例全例調査結果では，副作用の発生は3,714例，重篤な副作用636例であった．重篤な副作用では肺炎が174例と最多で，多変量解析により肺炎の危険因子としては，高齢，呼吸器疾患の既往，ステロイド薬併用が挙げられた[8]．こうして生物学的製剤の使用に際しては，結核等の日和見感染症等の重篤な副作用などの内科的な管理や治療が要求されるようになった．

また，抗CD20抗体の投与後3〜6ヵ月間は末梢血B細胞数が検出できず，インフルエンザワクチンを接種しても抗体価がほとんど上昇しない．米国FDAからリツキシマブを使用したSLE患者2名が進行性多発性白質脳症で死亡したと報告され，未承認薬剤のオフラベル使用に対して厳しい警告が付記された．しかし，実際には，リツキシマブが重篤な臓器障害を有する多くのSLE患者を救済したとの報告は少なくない．難治性の膠原病に対する決定的な治療薬が不十分な現況では，生物学的製剤の光と影を克服しながら治験を遂行することの重要性が再認識されている．

おわりに

生物学的製剤の台頭を促した抗体技術は，元来は免疫学的ツールであり，それが免疫難病の治療に応用されるに至った．分子標的治療技術が革新的に進歩し，病態形成の本質に関わる分子標的を明らかにすれば，新たな治療展開につながるはずである．実際，RAに対する生物学的製剤の適正な治療は，長期にわたって身体機能を維持し，心・脳血管障害を抑制し，治療のエンドポイントを生命予後に置くことを可能にした．歴史的には十分な治療法がなく，関節手術のみが有効な時代もあった．しかし，生物学的製剤等の高度先進医療の台頭に伴い，治療効果のみならず有害事象が出現した際の管理など，RAの診療においても全身内科的管理の重要性が再認識されつつある．現在，免疫難病の基礎研究が急速に進歩し，新たな分子標的が続々と報告されつつある．そのような分子標的をまとめ，知識を整理し，次のステップへ踏み出すことが求められている．10年先の医療の進歩を見据えて，治癒を目指した本格的な治療開発の実践に結び付けば本望である．

文献

1) Smolen JS, Aletaha D, Bijlsma JWJ, et al：Treating rheumatoid arthritis to target：recommendations of an international task force. Ann Rheum Dis (2010) 69, 631-637
2) Lipsky PE：Rheumatoid arthritis, 18th edition, (eds. By Fauci AS, Braunwald E, Kasper DL, et al), McGraw-Hill, Columbus 2011；p2738-å52
3) Felson DT, Smolen JS, Wells G, et al：American college of rheumatology/european league against rheumatism provisional definition of remission in rheumatoid arthritis for clinical trials. Ann Rheum Dis (2011) 70：404-413
4) Singh JA, Furst DE, Bharat A, et al：2012 update of the 2008 american college of rheumatology recommendations for the use of disease-modifying antirheumatic drugs and biologic agents in the treatment of rheumatoid arthritis. Arthritis Care Res (2012) 64：625-639
5) Weinblatt ME, Bathon JM, Kremer JM, et al：Safety and efficacy of etanercept beyond 10 years of therapy in North American patients with early and long-standing rheumatoid arthritis. Arthritis Care Res Arthritis Care Res (2011) 63, 373-382
6) Tanaka Y：Next stage of RA treatment：is TNF inhibitor-free remission a possible treatment goal? Ann Rheum Dis (2012) 72

suppl 2 : ii 124-127
7) Tanaka Y : Intensive treatment and treatment holiday of TNF-inhibitors in rheumatoid arthritis. Curr Opin Rheumatol (2012) 24 : 319-326

8) Koike T, Harigai M, Inokuma S, et al : Postmarketing surveillance of the safety and effectiveness of etanercept in Japan. J Rheumatol (2009) 36 : 898-906

2 関節リウマチ治療における生物学的製剤の適応と治療戦略

東京医科歯科大学　名誉教授　**宮坂　信之**

はじめに

関節リウマチ（RA）の最大の問題点は，関節破壊である。RAの関節破壊（骨びらん）は発症6ヶ月以内に出現することが多く，最初の1年間の進行が最も顕著である。しかも罹病期間が長くなると，関節破壊が進行してQOL（quality of life）が低下するのみならず，合併症（間質性肺炎，二次性アミロイドーシスなど）の頻度が上昇する[1]。そのため，これまでのRAの死因は，肺炎を始めとする感染症や心血管障害が主体であった[2]。また，生命予後は正常人に比して約10年短いとされてきた。

しかし，メトトレキサート（MTX），生物学的製剤の登場により状況は大きく変わった。さらに，抗CCP抗体の臨床応用や新たな分類基準[3]などによってRAの早期診断が可能となったことも事態を加速させた。これまでの治療目標は臨床症状の軽減とADLの改善であったが，現在の治療目標は寛解の導入と維持へと変わった。

RA治療法の変遷と生物学的製剤の位置づけ

MTX登場前のRAの治療法は，ピラミッド療法とも呼ばれていた。この方式は，非ステロイド系消炎鎮痛薬（NSAIDs）からスタートし，効果がなければ初めて抗リウマチ薬（DMARDs）を使用するという，緩徐でマイルドな治療法であった（'go slow, go low'）。しかし，この方式では，関節破壊を阻止することができなかった。このため，最近では早期から寛解を目指してMTXを中心とするDMARDsを第一選択薬剤として使用し，それでも効果不十分な場合には生物学的製剤を併用する積極的治療を行うスタイル（'go fast, go high'）へと変遷してきた。いわば，逆ピラミッド療法とも言うべき方法である。

生物学的製剤の適応

わが国における生物学的製剤の適応は，日本リウマチ学会の示したTNF阻害療法使用ガイドラインなどに示されている[4]（表1）。第一には，「既存のDMARDsを通常量3ヵ月以上継続してしようしてもコントロール不良の患者」が対象として挙げられる。コントロール不良の目安としては，1）圧痛関節数6関節以上，2）腫脹関節数6関節以上，3）CRP 2.0 mg/dl以上あるいは赤沈28 mm/hr以上，である。第二に，「これらの基準を満たさない患者においても，1）画像検査における進行性の骨びらんを認める，2）DAS28-ESRが3.2以上，のいずれかを認める場合」も，生物学的製剤の使用を考慮して

よい．これは，TNF阻害薬のみならず，IL-6阻害薬（トシリズマブ），T細胞阻害薬（アバタセプト）の場合も同様である．第三に，「既存のDMARDsによる治療歴のない場合でも，罹病期間6ヵ月未満の患者（早期RA）では，DAS28-ESRが5.1を超える（高疾患活動性）場合で，さらに予後不良因子（リウマトイド因子陽性，抗CCP抗体陽性または画像検査における骨びらんを認める）を有する場合」には，MTXとの併用でTNF阻害薬の使用を考慮する．すなわち，早期RAにおいて疾患活動性が高く，予後不良因子を有する場合には，生物学的製剤が当初から適応となりうるということである．これは，2012年にアメリカリウマチ学会（ACR）のRA診療ガイドラインが改訂されたことから追加された[5]．

生物学的製剤を用いた治療戦略

2013年にヨーロッパリウマチ学会（EULAR）は新たな治療ガイドラインを提示した（図1，2，3）．これは2010年にEULARが提唱した治療ガイドラインをさらに改良したものである[6]．それによれば，RAと診断をされた場合，可能な限りまずMTXを使用する．ただし，MTXが禁忌の場合には，他の経口DMARDs（サラゾスルファピリジン，レフルノミドなど）を使用す

表1　関節リウマチに対するTNF阻害薬使用ガイドライン（2012年改訂版）[4]

【対象患者】
1. 既存のDMARDsを通常量3ヶ月以上継続してしようとしてもコントロール不良の患者．コントロール不良の目安として以下の3項目を満たす者．
   - 圧痛関節6関節以上
   - 疼痛関節6関節以上
   - CRP 2.0 mg/dl あるいは ESR 28 mm/hr 以上
2. これらの基準を満たさない者においても，
   - 画像における進行性の骨びらんを認める
   - DAS28-ESRが3.2（moderate disease activity）以上のいずれかを認める場合も使用を考慮する．
3. 既存のDMARDsによる治療歴のない場合でも，罹病期間6ヵ月未満の患者（早期RA）では，DAS28-ESRが5.1を超える（高疾患活動性）場合で，さらに予後不良因子（リウマトイド因子陽性，抗CCP抗体陽性または画像検査における骨びらんを認める）を有する場合には，MTXとの併用による使用を考慮する．

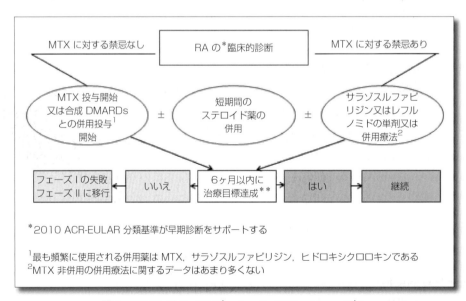

図1　EULAR リコメンデーション2013　フェーズI

（文献6より改変）

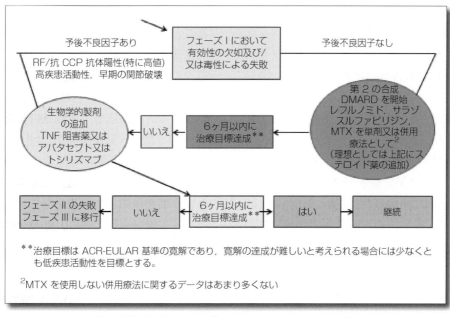

図2 EULAR リコメンデーション2013 フェーズⅡ

(文献6より改変)

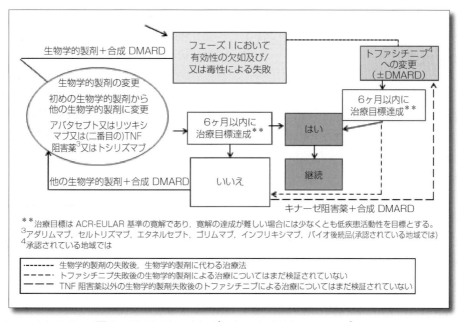

図3 EULAR リコメンデーション2013 フェーズⅢ

(文献6より改変)

る。そして，MTXの効果と副作用をみながら症状の改善がみられるまでMTXを増量するが，6ヶ月以内に治療目標（臨床的寛解あるいは低疾患活動性）が達成できず，予後不良因子（高疾患活動性，既存の関節破壊の存在，リウマトイド因子あるいは抗CCP抗体高値のいずれか）がない場合には他の経口DMARDsを試す。しかし，予後不良因子がある場合には，生物学的製剤の使用を積極的に考慮する。使用する生物学的製剤として

は，TNF阻害薬（インフリキシマブ，エタネルセプト，アダリムマブ，ゴリムマブ，セルトリズマブなど），IL-6阻害薬（トシリズマブ），T細胞阻害薬（アバタセプト）のいずれでもよい．さらに6ヶ月以内に治療目標が達成できない場合には，他の生物学的製剤への変更を検討する．これまでは，欧米でTNF阻害薬が最初に臨床応用されたこともあり，トシリズマブやアバタセプトはTNF阻害薬抵抗例に用いられてきた．しかし，昨今の研究によって，これらの生物学的製剤の有効性はいずれも同等であることが明らかにされ，生物学的製剤の第一選択薬剤はいずれでもよいこととなった．

さらに，本年度に日本リウマチ学会から刊行された「関節リウマチ診療ガイドライン2014」では，生物学的製剤の高い有効性が指摘されている[7]．

生物学的製剤を用いた治療がもたらしたものとは？

このようなMTXおよび生物学的製剤を用いた積極的な治療により，寛解の概念が変わった．臨床的な寛解 clinical remission はおろか，関節破壊が進行しなくなる構造的寛解 structural remission，さらには関節機能の改善 functional remission の導入も可能となってきた．また，発症早期から積極的に治療をした場合には，薬剤中止寛解 drug-free remission も一部の症例では可能となっている[8]．このような状況に基づいて，2011年にACRとEULARは新たな寛解基準を作成した[9]．

おわりに

従来は杖や車椅子を必要としたRAの診療において，MTXと生物学的製剤の登場によってパラダイムシフトと呼ばれる大きな変化が訪れている．治療目標は寛解となり，その中でもより質の高い寛解の達成が求められている．特に早期から積極的な治療を展開することによって，寛解導入率は上昇し，なかには薬剤中止寛解も得られるようになっている．このため，RAの治療は「ケア（care）」から「キュア（cure）」を目指す治療へと変わりつつあると言っても過言ではない．

一方，RAの早期発見・早期治療によって，RAの関節予後のみならず生命予後も改善しつつあるが，生物学的製剤が高額であるという薬剤費問題や感染症などの合併症の問題なども指摘されており，医療経済学的視点からのさらなる解析も重要と思われる．

文献

1) van Doornum S, McColl G, Wicks IP：Accellerated atherosclerosis. An extraarticular feature of rheumatoid arthrirtis? Arthritis Rheum, 2002；46：862.

2) Pincus T, Callahan LF：Taking mortality in rheumatoid arthritis seriously. Predictive markers, socioeconomic status and comorbidity. J Rheumatol, 1986；13：841.

3) Aletaha D, Neogi T, Silman AJ, et al：2010 Rheumatoid arthritis classification criteria. An American College of Rheumatology/European League Against Rheumatism Collaborative Initiative. Arthritis Rheum, 2010；62；2569-2581.

4) 日本リウマチ学会　関節リウマチに対するTNF阻害薬使用ガイドライン（2014年改訂版）　http://www.ryumachi-jp.com/info/guideline_TNF.html

5) Singh JA, Furst DE, Bharat A, et al：2012 update of the 2008 American College of Rheumatology recommendations for the use of disease-modifying antirheumatic drugs and biologic agents in the treatment of rheumatoid arthritis. Arthritis Care Res., 2012, 64：625-639.

6) Smolen JS, Landewe R, Breedveld FC, et al：EULAR recommendations for the management of rheumatoid arthritis with syn-

thetic and biological disease-modifying antirheumatic drugs. 2013 update Ann Rheum Dis (2014) 73：492-509
7) 関節リウマチ診療ガイドライン 2014：日本リウマチ学会編集. メディカルレビュー社. 2014.
8) Goekoop-Ruiterman YP, Vries-Bouwstra JK, Allaart CF, et al：Comparison of treatment strategies in early rheumatoid arthritis: a randomized controlled trial. Ann Intern Med, 2007；146：406-415.
9) Felson DT, Smolen JS, Wells G, Zhang B, et al：American College of Rheumatology/European League Against Rheumatism provisional definition of remission in rheumatoid arthritis. Arthritis Rheum, 2011；63：573-586.

3 関節リウマチ治療における生物学的製剤の治療効果

京都大学大学院医学研究科　内科学講座臨床免疫学　助教　**湯川尚一郎**
京都大学大学院医学研究科　内科学講座臨床免疫学　教授　**三森　経世**

はじめに

　関節リウマチ（rheumatoid arthritis；RA）の病因はいまだ不明であるが，その病態には自己免疫異常を基盤とした種々の炎症性サイトカイン産生が重要であることが近年明らかにされてきた．中でもTNF（tumor necrosis factor；腫瘍壊死因子）αはRAの病態形成に中心的な役割を果たしており，実際にTNF阻害療法によってRA治療にパラダイムシフトがもたらされた．その後も，TNF以外の炎症性サイトカインや，免疫細胞表面分子を標的とする生物学的製剤の研究開発が進み，インターロイキン（interleukin；IL）-1レセプターアンタゴニスト，抗IL-6受容体抗体，B細胞除去療法である抗CD20抗体，およびT細胞を標的としたcytotoxic T lymphocyte associated antigen 4（CTLA4，CD152）とヒトIgG1-Fc部分との融合蛋白であるCTLA4-Ig，などが臨床応用されてきた．現在わが国では，TNF阻害薬としてインフリキシマブ（IFX，商品名レミケード），エタネルセプト（ETN，商品名エンブレル），アダリムマブ（ADA，商品名ヒュミラ），ゴリムマブ（GLM，商品名シンポニー），およびセルトリズマブ・ペゴル（CZP，商品名シムジア）の5種類と，抗IL-6受容体抗体であるトシリズマブ（TCZ，商品名アクテムラ）およびCTLA4-Ig融合蛋白であるアバタセプト（ABT，商品名オレンシア）の，計7種類の生物学的製剤が使用できる（表1）．本稿では，これら生物学的製剤の臨床試験の概要について紹介する．

TNF阻害薬の臨床効果

■インフリキシマブ（IFX）

　RAに対するIFX投与は，1993年に最初の報告がなされ，続いてプラセボ対照臨床第Ⅱ相試験によって有効性が確認されたことに始まる．その後，臨床効果は単回投与では一時的であるが反復投与により持続すること，また単独投与ではヒト抗キメラ抗体（HACA）が高率に産生され効果減弱が認められるが，メトトレキサート（MTX）を併用することでHACA産生が抑制され臨床効果が維持されること[1]がわかった．さらに，MTX無効例を対象として施行されたATTRACT試験[2]において，IFX＋MTX併用により臨床所見が有意に改善し，さらには修正シャープスコアによるX線評価で関節破壊がほぼ進行しないことが初めて示された．また，発症3年以内のRAを対象としたASPIRE試験により，早期RA患者においてもIFXは有効であり[3]，さらにIFX群では炎症が持続していても関節破壊の進行は認めな

表1 わが国で使用可能な生物学的製剤

一般名 商品名	インフリキシマブ レミケード	エタネルセプト エンブレル	アダリムマブ ヒュミラ	ゴリムマブ シンポニー	セルトリズマブ シムジア	トシリズマブ アクテムラ	アバタセプト オレンシア
構造	キメラ抗体	可溶性レセプター	完全ヒト型抗体	完全ヒト型抗体	PEG結合ヒト化抗体Fab'部分	完全ヒト化抗体	可溶性レセプター
作用機序	TNFα中和	TNFα/βと受容体の結合阻害	TNFα中和	TNFα中和	TNFα中和	IL-6受容体阻害	T細胞活性化阻害
投与方法	点滴静注	皮下注	皮下注	皮下注	皮下注	皮下注または点滴静注	皮下注または点滴静注
投与間隔	4～8週毎	週1回または2回	2週毎	4週毎	2週または4週毎[※4]	2週または4週毎[※5]	週1回または4週毎[※6]
投与量	3～10 mg/kg	10～25 mg（50 mg[※1]）	40 mg（80 mg[※2]）	50 mg～100 mg[※3]	200 mg～400 mg	162 mgまたは8 mg/kg	500 mg, 750 mg, 1000 mg, または125 mg
中和抗体出現	あり	なし	あり	なし？	なし？	なし？	なし
MTX併用	必須	推奨	推奨	必須ではなし	必須ではなし	不要	不要

[※1]：50 mgの場合は週1回投与のみ，[※2]：MTX併用の場合は40 mgのみ，[※3]：MTX併用の場合は50 mgまたは100 mg，単独投与の場合は100 mg，[※4]：200 mgを2週毎または400 mgを4週毎，[※5]：点滴静注の場合8 mg/kgを4週毎，皮下注の場合162 mgを2週毎，[※6]：点滴静注の場合500 mg（体重<60 kg），750 mg（体重60～100 kg），1000 mg（>100 kg），皮下注の場合125 mgを週1回（初回は125 mg点滴静注後皮下注を推奨）

かったことから，IFXはRAの活動性に関わらず関節破壊を抑制する可能性が示された[4]。

■エタネルセプト（ETN）

ETNは，米国でのプラセボ対照臨床第Ⅱ相および第Ⅲ相試験で，単独投与の有効性が示された。ETNの投与にMTX併用は必須ではないが，MTX無効例におけるETN併用の有効性が確認され[5]，また発症3年未満かつMTX未投与RA患者を対象としたERA試験によって，早期RAにおけるETN単独投与の有効性および，既存のDMARDの中で最も優れているMTXをはるかに上回る関節破壊抑制効果が明らかにされた[6]。さらに，ETN＋MTX併用と各単独投与との比較のために行われた臨床試験がTEMPO試験であり[7]，MTX単独群，ETN単独群に対してETN＋MTX併用群は有意に臨床効果が高く，さらに注目すべきことに，52週後の総シャープスコアがMTX単独群で2.8，ETN単独群でも0.52進行していたのに対して，併用群では－0.54とマイナスを示した。すなわち，これまでに証明されてきた関節破壊の抑制効果のみならず，関節破壊を改善せしめる可能性が示唆された。

■アダリムマブ（ADA）

ADAは，まず単独投与による有効性が示された後に，ARMADA試験[8]によってMTXとの併用効果が示され，PREMIER試験では発症1年以内という早期RAにおける有効性と関節破壊抑制効果が確認された[9]。ADA投与の際にMTXの併用は必須ではないが，

わが国で行われた CHANGE 試験によれば，ADA の単独投与は有効性がさほど高くはなく（ACR20 改善率はそれぞれ ADA 20 mg 群 28.7％，40 mg 群 44.0％，80 mg 群 50.6％），さらに抗アダリムマブ抗体（AAA）陽性率が約 40％と欧米の報告よりも高頻度であり陽性例では有効性が低かったこと[10]，またヨーロッパで ADA 投与 121 例中 AAA 陽性の 21 例（17％）は陰性例と比べ MTX 併用が少なかったと報告されていること[11]，などから，MTX の併用によって AAA 産生は抑制されると考えられるため，可能であれば併用が推奨される。

■ ゴリムマブ（GLM）

GLM は，欧米において MTX 治療抵抗性症例に対する GO-FORWARD 試験[12]，MTX 未投与例に対する GO-BEFORE 試験[13]が行われ，いずれも他の TNF 阻害薬と同等程度の臨床効果と，GO-BEFORE 試験においては関節破壊抑制効果が確認された。さらに GLM では，少なくとも 1 剤以上の TNF 阻害薬使用歴のある RA 患者（効果不十分が 58％，有効性以外の理由による中止が 53％）を対象とした GO-AFTER 試験が行われ[14]，TNF 阻害薬既使用例においても GLM は有効であることが確認された（TNF 阻害薬 3 剤無効例では有効性は認められなかった）。わが国においても，MTX 効果不十分例を対象とした GO-FORTH 試験[15]により MTX 併用による GLM の有効性および関節破壊抑制効果が確認され，さらに GO-MONO 試験[16]により GLM 単独投与の有効性が評価された。GO-MONO 試験では，GLM 50 mg，100 mg 単独投与のいずれも有効であったが，50 mg 投与に比べて有意に 100 mg 投与の有効性が優っていたため，わが国では MTX の併用を行わない単独投与の場合には GLM 100 mg の使用が認可された。

■ セルトリズマブ・ペゴル（CZP）

CZP は 5 剤目の TNF 阻害薬であるが，唯一のポリエチレングリコール（PEG）化製剤であり，Fc を欠く 1 価抗体という構造的特徴を持つ。RA における臨床効果は，欧米で行われた RAPID1 試験[17]，RAPID2 試験[18]によって MTX との併用による有効性が確認された。特に，いずれの試験においても，投与 1 週後には ACR20 の有意な改善が認められるという，効果発現の速さが注目された。また，いずれの試験でも関節破壊抑制効果が示されたが，特に RAPID2 試験では，24 週後の総シャープスコアがプラセボ（MTX 単独投与）群では 1.2 上昇していたのに対して，MTX＋CZP 200 mg 投与群では 0.2 とほぼ進行がなく，さらに MTX＋CZP 400 mg では－0.4 とマイナスを示し，関節破壊を修復する可能性が示された。また，同様に欧米で行われた FAST4WARD 試験[19]では，CZP 単独投与の有効性が確認されたが，関節破壊については評価されていない。

抗 IL-6 受容体抗体（トシリズマブ（TCZ））の臨床効果

TCZ は，わが国で開発された抗 IL-6 受容体抗体製剤で，現在のところ唯一の IL-6 阻害薬であり，国内外の数々の臨床試験によって RA に対する有効性が示されている。わが国における SATORI 試験[20]，SAMURAI 試験[21]によって，TCZ 単独投与による有効性が認められ，SAMURAI 試験では関節破壊抑制効果が示された。特に SATORI 試験においては，MTX 効果不十分例に対して TCZ の追加併用ではなく，TCZ 単独投与への変更でも有効であることが示された。

海外では，まず臨床第 II 相試験（CHARISMA 試験）[22]が行われ，続いて OPTION 試験[23]，TOWARD 試験[24]，RADIATE 試験[25]，AMBITION 試験[26]，および LITHE 試験[27]が行われた。CARISMA 試験[22]は，

MTXを対照としてMTX＋TCZ群，TCZ単独投与群とで比較され，いずれも8 mg/kgの投与が4 mg/kgに比べ有効性が高かったが，注目すべきことにACR20達成率はTCZ単独投与とMTX＋TCZ併用の両群で有意差は認められなかった。

AMBITION試験[26]では，MTXナイーブまたはMTXを試験開始前6ヵ月以上投与されていない患者を対象として，MTX単独投与とTCZ単独投与が比較された。その結果，TCZ単独投与はMTX単独投与に比べ有意に有効性が高かったが，これは生物学的製剤の中で唯一，TCZでのみ認められた成績である。そして，RADIATA試験[25]ではIFX，ETN，またはADAのTNF阻害薬の1剤以上に効果不十分であった症例に対するMTX＋TCZ投与の有効性が確認された。

CTLA4-Ig（アバタセプト（ABT））の臨床効果

T細胞阻害の手段として，抑制分子であるCTLA4によるCD28-CD80/86結合の共刺激シグナル遮断という方法に着目し開発されたのがABTである。ABTの臨床試験は，2002年に最初の報告がなされ，ETNを含むDMARDs無効のRAを対象として，ABTの用量依存性の有効性が確認された[28]。

続いて，AIM試験[29]によって，MTX効果不十分のRAに対する，ABTの追加併用投与の有効性が示され，関節破壊抑制効果も認められた。またAIM試験では，2年間の延長による長期投与結果も報告された[30]。ABTで1年後に有効性が認められた患者では，2年後も有効性が維持されていたことから，長期的有効性が確認された。関節破壊抑制効果に関してはさらに詳細な検討がなされており[31]，ABT群では，投与前から1年後までの関節破壊の進行に比べ，1年後から2年後にかけてはさらに進行が緩徐になることが示された。以上より，ABTは関節破壊抑制効果を有し，その効果は投与継続によって増強する可能性も示唆された。

そして，TNF阻害薬効果不十分例に対するABTの臨床効果を検討する，ATTAIN試験が行われた[32]。IFXまたはETNが効果不十分であったRAに対するABTの有効性が認められ，TNF阻害療法効果不十分例に対しても有効であることが示された。

一方，ABTのETNへの追加併用という，生物学的製剤の併用療法を検討する試験も行われた[33]。少なくともETNを3ヵ月以上投与され効果不十分であったRAを対象とし，ABTの追加投与が行われ，6ヵ月後のACR70のみ有意差が認められたものの，ACR20，ACR50には有意差は認められず，1年後にはACR20，50，70のいずれも有意差は認められなかった。一方，1年後の有害事象はABT群で高頻度に認められ，特に重篤な感染症が多かった。以上の結果から，ABTとETNの併用は行うべきでないと結論された。

生物学的製剤の寛解中止（バイオフリー寛解）の可能性

生物学的製剤によって寛解導入に成功した場合，そののちに生物学的製剤の中止が可能かどうか，という点が注目される。発症2年以内のRAを対象とし，RAの治療戦略を比較するために行われたBeSt試験[34]において，初めからMTX＋IFXで治療された120例中67例（56％）ではDAS 44＜2.4の寛解を6ヵ月以上維持後にIFX中止可能であったことから，早期RAにおけるバイオフリー寛解の可能性が初めて示唆された。

そして，この点を明らかにするためわが国で行われたのが，RRR試験である[35]。対象RA患者の罹病期間は平均5.9年（BeSt試験は0.4年）と長く，関節破壊進行例も多く含まれていたが，IFXとMTXの併用によりDAS 28＜3.2の低疾患活動性を24週以上持

続した場合，IFXを休薬しても102例中44例（43％）が1年後も寛解を維持しており，そのためには休薬時のDAS28スコアの数値が低いことなどが重要であることが明らかとなった。

以上より，現時点ではIFXにより臨床的寛解が得られた場合にはバイオフリー寛解の可能性があるが，そのほかの生物学的製剤による寛解中止の明らかなエビデンスは報告されていない。

おわりに

これまでの数々のエビデンスレベルの高い臨床試験によって，RAに対する生物学的製剤の有効性が明らかにされ，RA治療には生物学的製剤によるさまざまな恩恵がもたらされることとなった。同時に，我々に質の高い臨床試験とは何か，またそれを行うには何が必要であり重要であるか，ということを示した。我々は，かかる臨床試験によって明らかとなったエビデンスを適切に利用して実臨床に生かし，また，さらに新たなエビデンス構築のために質の高い臨床試験を行っていく必要がある。

文献

1) Maini RN et al：Therapeutic efficacy of multiple intravenous infusions of anti-tumor necrosis factor alpha monoclonal antibody combined with low-dose weekly methotrexate in rheumatoid arthritis. Arthritis Rheum 41（9）：1552-1563, 1998.
2) Lipsky PE et al：Infliximab and methotrexate in the treatment of rheumatoid arthritis. Anti-Tumor Necrosis Factor Trial in Rheumatoid Arthritis with Concomitant Therapy Study Group. N Engl J Med 343（22）：1594-1602, 2000.
3) St Clair EW et al：Combination of infliximab and methotrexate therapy for early rheumatoid arthritis：a randomized, controlled trial. Arthritis Rheum 50（11）：3432-3443, 2004.
4) Smolen JS et al：Predictors of joint damage in patients with early rheumatoid arthritis treated with high-dose methotrexate with or without concomitant infliximab：results from the ASPIRE trial. Arthritis Rheum 54（3）：702-710, 2006.
5) Weinblatt ME et al：A trial of etanercept, a recombinant tumor necrosis factor receptor：Fc fusion protein, in patients with rheumatoid arthritis receiving methotrexate. N Engl J Med 340（4）：253-259, 1999.
6) Bathon JM et al：A comparison of etanercept and methotrexate in patients with early rheumatoid arthritis. N Engl J Med 343（22）：1586-1593, 2000.
7) Klareskog L et al：Therapeutic effect of the combination of etanercept and methotrexate compared with each treatment alone in patients with rheumatoid arthritis：double-blind randomised controlled trial. Lancet 363（9410）：675-681, 2004.
8) Weinblatt ME et al：Adalimumab, a fully human anti-tumor necrosis factor alpha monoclonal antibody, for the treatment of rheumatoid arthritis in patients taking concomitant methotrexate：the ARMADA trial. Arthritis Rheum 48（1）：35-45, 2003.
9) Breedvelt F et al：The PREMIER study：A multicenter, randomized, double-blind clinical trial of combination therapy with adalimumab plus methotrexate versus methotrexate alone or adalimumab alone in patients with early, aggressive rheumatoid arthritis who had not had previous methotrexate treatment. Arthritis Rheum 54（1）：26-37, 2006.
10) Miyasaka N et al：Clinical investigation in highly disease-affected rheumatoid arthritis patients in Japan with adalimum-

ab applying standard and general evaluation : the CHANGE study. Mod Rheumatol 18 (3) : 252-262, 2008.
11) Bartelds GM et al : Clinical response to adalimumab: relationship to anti-adalimumab antibodies and serum adalimumab concentrations in rheumatoid arthritis. Ann Rheum Dis 66 (7) : 921-926, 2007.
12) Keystone EC et al : Golimumab, a human antibody to tumour necrosis factor {alpha} given by monthly subcutaneous injections, in active rheumatoid arthritis despite methotrexate therapy : the GO-FORWARD Study. Ann Rheum Dis 268 (6) : 789-796, 2009.
13) Emery P et al : Golimumab, a human anti-tumor necrosis factor alpha monoclonal antibody, injected subcutaneously every four weeks in methotrexate-naive patients with active rheumatoid arthritis : twenty-four-week results of a phase III, multicenter, randomized, double-blind, placebo-controlled study of golimumab before methotrexate as first-line therapy for early-onset rheumatoid arthritis. Arthritis Rheum 60 (8) : 2272-2283, 2009.
14) Smolen JS et al : Golimumab in patients with active rheumatoid arthritis after treatment with tumour necrosis factor alpha inhibitors (GO-AFTER study) : a multicentre, randomised, double-blind, placebo-controlled, phase III trial. Lancet 374 (9685) : 210-221, 2009.
15) Tanaka Y et al : Golimumab in combination with methotrexate in Japanese patients with active rheumatoid arthritis : results of the GO-FORTH study. Ann Rheum Dis 71 (6) : 817-824, 2012.
16) Takeuchi T et al : Golimumab monotherapy in Japanese patients with active rheumatoid arthritis despite prior treatment with disease-modifying antirheumatic drugs : results of the phase 2/3, multicentre, randomised, double-blind, placebo-controlled GO-MONO study through 24 weeks. Ann Rheum Dis 72 (9) : 1488-1495, 2013.
17) Keystone E et al : Certolizumab pegol plus methotrexate is significantly more effective than placebo plus methotrexate in active rheumatoid arthritis : findings of a fifty-two-week, phase III, multicenter, randomized, double-blind, placebo-controlled, parallel-group study. Arthritis Rheum 58 (11) : 3319-3329, 2008.
18) Smolen J et al : Efficacy and safety of certolizumab pegol plus methotrexate in active rheumatoid arthritis : the RAPID 2 study. A randomised controlled trial. Ann Rheum Dis 68 (6) : 797-804, 2009.
19) Fleischmann R et al : Efficacy and safety of certolizumab pegol monotherapy every 4 weeks in patients with rheumatoid arthritis failing previous disease-modifying antirheumatic therapy : the FAST4WARD study. Ann Rheum Dis 68 (6) : 805-811, 2009.
20) Nishimoto N et al : Study of active controlled tocilizumab monotherapy for rheumatoid arthritis patients with an inadequate response to methotrexate (SATORI) : significant reduction in disease activity and serum vascular endothelial growth factor by IL-6 receptor inhibition therapy. Mod Rheumatol 19 (1) : 12-19, 2009.
21) Nishimoto N et al : Study of active controlled monotherapy used for rheumatoid arthritis, an IL-6 inhibitor (SAMURAI) : evidence of clinical and radiographic benefit from an x ray reader-blinded randomised controlled trial of tocilizumab. Ann Rheum Dis 66 (9) : 1162-1167, 2007.
22) Maini RN et al : Double-blind randomized controlled clinical trial of the interleukin-6 receptor antagonist, tocilizumab, in European patients with rheumatoid arthritis who had an incomplete response to methotrexate. Arthritis Rheum 54 (9) : 2817-2829, 2006.

23) Smolen JS et al : Effect of interleukin-6 receptor inhibition with tocilizumab in patients with rheumatoid arthritis (OPTION study) : a double-blind, placebo-controlled, randomised trial. Lancet. 371 (9617) : 987-997, 2008.

24) Genovese MC et al : Interleukin-6 receptor inhibition with tocilizumab reduces disease activity in rheumatoid arthritis with inadequate response to disease-modifying antirheumatic drugs : the tocilizumab in combination with traditional disease-modifying antirheumatic drug therapy study. Arthritis Rheum. 58 (10) : 2968-2980, 2008.

25) Emery P et al : IL-6 receptor inhibition with tocilizumab improves treatment outcomes in patients with rheumatoid arthritis refractory to anti-tumour necrosis factor biologicals : results from a 24-week multicentre randomised placebo-controlled trial. Ann Rheum Dis 67 (11) : 1516-1523, 2008.

26) Jones G et al : Comparison of tocilizumab monotherapy versus methotrexate monotherapy in patients with moderate to severe rheumatoid arthritis : the AMBITION study. Ann Rheum Dis 69 (1) : 88-96, 2010.

27) Kremer JM et al : Tocilizumab inhibits structural joint damage in rheumatoid arthritis patients with inadequate responses to methotrexate: results from the double-blind treatment phase of a randomized placebo-controlled trial of tocilizumab safety and prevention of structural joint damage at one year. Arthritis Rheum 63 (3) : 609-621, 2011.

28) Moreland LW et al : Costimulatory blockade in patients with rheumatoid arthritis : a pilot, dose-finding, double-blind, placebo-controlled clinical trial evaluating CTLA-4Ig and LEA29Y eighty-five days after the first infusion. Arthritis Rheum 46 (6) : 1470-1479, 2002.

29) Kremer JM et al : Effects of abatacept in patients with methotrexate-resistant active rheumatoid arthritis : a randomized trial. Ann Intern Med 144 (12) : 865-876, 2006.

30) Kremer JM et al : Results of a two-year followup study of patients with rheumatoid arthritis who received a combination of abatacept and methotrexate. Arthritis Rheum 58 (4) : 953-963, 2008.

31) enant HK et al : Abatacept inhibits structural damage progression in rheumatoid arthritis : results from the long-term extension of the AIM trial. Ann Rheum Dis 67 (8) : 1084-9, 2008.

32) Genovese MC et al : Abatacept for rheumatoid arthritis refractory to tumor necrosis factor alpha inhibition. N Engl J Med 353 (11) : 1114-1123, 2005.

33) Weinblatt M et al : Selective costimulation modulation using abatacept in patients with active rheumatoid arthritis while receiving etanercept : a randomised clinical trial. Ann Rheum Dis 66 (2) :228-234, 2007.

34) Goekoop-Ruiterman YP et al : Clinical and radiographic outcomes of four different treatment strategies in patients with early rheumatoid arthritis (the BeSt study) : a randomized, controlled trial. Arthritis Rheum 52 (11) : 3381-3390, 2005.

35) Tanaka Y et al : Discontinuation of infliximab after attaining low disease activity in patients with rheumatoid arthritis : RRR (remission induction by Remicade in RA) study. Ann Rheum Dis 69 (7) :1286-1291, 2010.

4 関節リウマチ治療における生物学的製剤効果減弱例における他剤への切り替え

埼玉医科大学総合医療センター　リウマチ・膠原病内科　教授　**天野　宏一**

はじめに

　関節リウマチ（RA）の治療において，生物学的製剤は臨床的有効性のみならず骨破壊の抑制効果のエビデンスも確立された画期的薬剤である．しかし，一旦有効となっても効果減弱がみられることも少なくない．効果減弱の最大の原因は，製剤自体の免疫原性[1]による抗製剤抗体産生によって，製剤の作用が中和されるためである．特にマウス蛋白を含むキメラ抗体製剤であるインフリキシマブ（INF）では抗キメラ抗体（Human Anti-Chimeric Antibody；HACA）が産生され，アレルギー反応や効果減弱につながることが開発当初から指摘されてきた．また，完全ヒト抗体のアダリムマブ（ADA）でも抗製剤抗体が高率にできる[2]．

　このような効果減弱に対し，INFでは増量や投与間隔の短縮が効果減弱を克服する有力手段である[3]が，本稿では他剤へ切り替え（Switching）[4]の有用性について解説する．

生物学的製剤の効果減弱はどの程度あるか？

■ 抗TNF製剤

　前述のようにINF（3 mg/kg）は，他の抗TNF製剤に比較して，効果減弱による中止例が多い．スペインからの報告によると，INFを使用して平均4.4年の治療期間中に85例中28例（32.9％）に抗INF抗体が産生され，抗体産生群と非産生群を比較すると，産生群の51.7％でINFの増量がなされたという[5]．すなわち効果減弱が約半数でみられたということになる．さらに，薬剤継続率も4.15年と，非産生群の8.89年と比べ有意に短かった[5]．

　その他の抗TNF製剤については，スイスからの報告で，ADAとエタネルセプト（ETA）では併用療法の強化を行う頻度は2年間で約20％程度で，INFよりは少なかった（すなわち効果減弱は少ないと解釈される）[6]．

■ トシリズマブ

　トシリズマブ（TCZ）は，抗体分子のCDR部分のみマウス蛋白から成るヒト化抗体であり，抗製剤抗体産生も指摘されている．しかし実臨床の現場では，一旦有効となった例で効果減弱は少ない．実際国内で行われたSTREAM試験では143例で，3年の継続率が76％，5年の継続率が66％で，中止理由では副作用中止が最も多く（22％），効果減弱による中止は1例のみであった（0.7％）[7]．

他剤への変更による効果はどの程度あるか？

■抗TNF製剤から他の抗TNF製剤へ

イギリスで実施された前向きコホート研究で，抗TNF製剤による治療を受けた6,739例のRA患者（INF 3,037例，ETA 2,826例，ADA 876例）を対象として，平均約15ヵ月の観察期間で抗TNF製剤間のswitching例が調べられた[8]。841例が無効ないし効果減弱（inefficacy）で中止され，そのうち別の抗TNF製剤にswitchされた503例中375例（74％）が観察期間中継続されていた（すなわちおおむね良好な結果であったと考えられる）。製剤の種類別には検討されていないが，症例数ではINFからETAが199例と最も多く，ついでINFからADAが106例で，この2つのswitchがほぼ60％を占めていた。

フィンランドのレジストリーでも，効果減弱で抗TNF製剤間の変更が行われた242例が詳細に解析された[9]。内訳は，① INF→ETA，65例，② INF→ADA，48例，③ ADA→ETA，54例，④ ETA→ADA，61例，⑤ ETA→INF，9例，⑥ ADA→INF，5例であった。3ヵ月後のDAS 28が1.2以上改善した割合は，① 40％，② 36％，③ 44％，④ 15％であった。また，ACR 50反応率でみると① 24％，② 50％，③ 19％，④ 20％であった（図1）。また2番目の抗TNF製剤の継続率は，6ヵ月で83％，1年で72％，2年で67％，3年で64％と比較的高く，抗TNF製剤間のswitchingはおおむね有効である。しかし製剤別のデータから，やはりINFからETAやADAへのswitchは有効率が高いが，ETAからADAへのswitchでは改善はあまり望めない。この原因の1つには，中和抗体による効果減弱が示唆される。ETAは免疫原性が低く，抗ETA抗体による効果減弱が少ないと考えられるため，ETA無効例はTNF阻害自体が無効であることを示唆される。したがって，他の抗TNF製剤に変更しても効果が期待できないと推察される[9]。これを支持する成績として，ETAで治療された292例のRAを対象とし，INFまたはADAからのswitcher群89例と，はじめてETAが使用されたbio-naive群203例を比較した研究がある[10]。ETA使用28週後のDAS28の変化量（ΔDAS28）は，switcher群全体では1.6

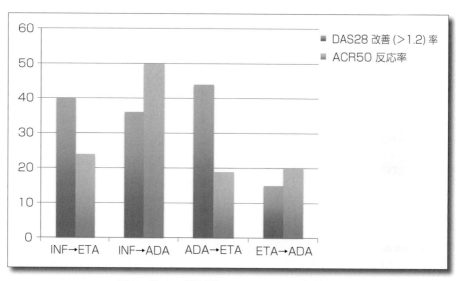

図1 抗TNF製剤間のswitchingの有効性

と，bio-naive 群 2.1 とより改善が少なかった。しかし，swicher 群のうち抗製剤抗体（抗 INF または抗 ADA）が認められた群では ETA に変更後のΔDAS28 が 2.0 と大きく改善したのに対し，抗製剤抗体がない群では 1.2 と変化が少なく，抗製剤抗体による効果減弱の場合は ETA への変更で有効性が期待できる（図2）。

■ 抗 TNF 製剤からトシリズマブへの変更

抗 TNF 製剤から TCZ への変更は，実臨床では幅広く行われている。REACTION 試

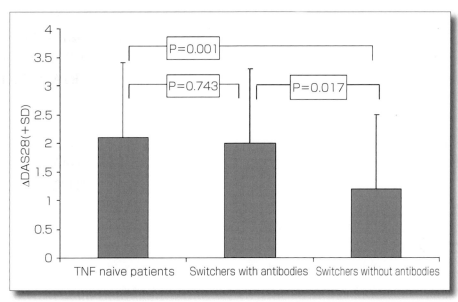

図2 抗製剤抗体の有無によるエタネルセプトの効果への影響

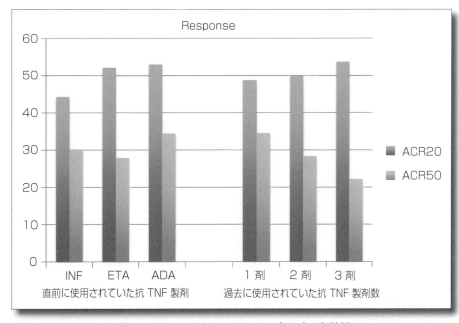

図3 抗 TNF 製剤効果不十分例におけるトシリズマブの有効性〜ACR Response

験[11]の対象となった症例232例は，62.8％が抗TNF製剤の使用歴があり，平均年齢59.1歳，平均罹病期間12.4年で平均DAS28 scoreが5.6の高疾患活動性の患者群であったが，TCZを使用し，52週後の継続率は71.1％，臨床的寛解（DAS28＜2.6）率43.7％と極めて高い有効性が認められた。海外で実施された抗TNF製剤に効果不十分であった症例を対象としてTCZの有効性をみたRADIATE試験[12]でも，ACR 20反応率が50％，DAS28寛解率も30.1％と高く，TNF阻害薬の以前の使用数や種類に関係なく同様に有効であった（図3）。以上から抗TNF製剤が効果減弱した場合，TCZへの変更による効果は，かなり高い確率で期待できると言える。

■ 抗TNF製剤からアバタセプトへの変更

抗TNF製剤（INFが約65％，ETAが約35％，ADA少数）が効果不十分であった患者を対象としてアバタセプト（CTLA-4とIgGの融合蛋白，以下ABT）の有効性をみたATTAIN試験[13]で，プラセボ群と比較し，ABT群ではACR 20反応率で50％と有意に高く（図4），ABTへのswitchingの有効性が示された。

さらに，MTX＋INFで1年治療された後ABTに変更された症例を検討したATTEST試験のオープン延長試験[14]では，1年間INFによる治療を受けてきた125例中，低疾患活動性または寛解にならなかった95例（76％）のうち，ABTに変更1年後に33例（26.4％）が低疾患活動性または寛解になった（図5）。

以上から抗TNF製剤からABTへの変更も有効であるが，DANBIO試験の結果からはTCZのほうが有効性は高いように思われる[15]。

おわりに

生物学的製剤の効果が減弱した場合，多くは抗製剤抗体によるものであり，その場合は抗原性の異なる他の製剤にswitchすることで，有効な治療を継続することができる。TNFの阻害が一旦は有効でその後効果が減弱した場合（二次無効），別の抗TNF製剤

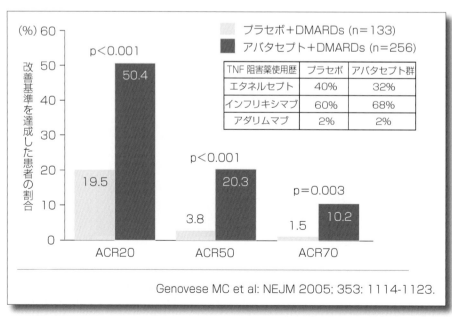

図4　TNF阻害薬抵抗性症例に対するアバタセプトの効果

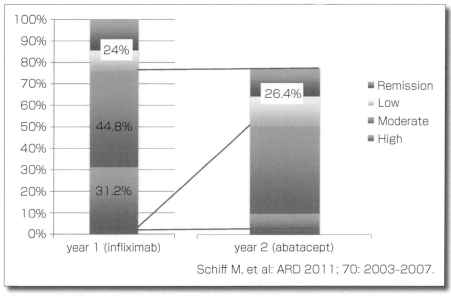

図5 インフリキシマブからアバタセプトへswitchingの有効性

で有効性を確保できる可能性は高い。しかし，抗TNF製剤が初めから効果がない場合（一次無効）は，他の標的分子を標的とした製剤を使用するほうがよい。

いずれにしろ，RAの治療においてはしっかり疾患活動性を制御し，目標である「寛解」を維持することが重要であり，生物学的製剤間のswitchingはその1つの手段として試みるべき戦略である。

文 献

1) van Schouwenburg PA, et al：Immunogenecity of anti-TNF biologic therapies for rheumatoid arthritis. Nat Rev Rheumatol 2013；9：164-72
2) Miyasaka N, et al：Clinical investigation in highly disease-affected rheumatoid arthritis patients in Japan with adalimumab applying standard and general evaluation：CHANGE study. Mod Rheumatol 2008；18：252-262
3) Takeuchi T, et al：Impact of trough serum level on radiographic and clinical response to infliximab plus methotrexate in patients with rheumatoid arthritis：results from the RISING study. Mod Rheumatol 2009；19：478-487
4) Atzeni F, et al：Switching rheumatoid arthritis treatments：An update. Autoimmun Rev 2011；10：397-403
5) Pascual-Salcedo D, et al：Influence of immunogenicity on the efficacy of long-term treatment with infliximab in rheumatoid arthritis. Rheumatology 2011；50：1445-1452
6) Finckh A, et al：Evidence for differential acquired drug resistance to anti-tumor necrosis factor agents in rheumatoid arthritis. Ann Rheum Dis 2006；65：746-752
7) Nishimoto N, et al：Long-term safety and efficacy of tocilizumab, an anti-IL-6 receptor monoclonal antibody, in monotherapy, in patients with rheumatoid arthritis（the STREAM study）：evidence of safety and efficacy in a 5-year extension study. Ann Rheum Dis 2009；68：1580-1584
8) Hyrich KL, et al：Outcomes after switching from one anti-tumor necrosis factor alpha agent to a second anti-tumor necrosis factor alpha agent in patients with rheumatoid arthritis：results from a large UK

9) Virkki LM, et al : Outcomes of switching anti-TNF drugs in rheumatoid arthritis--a study based on observational data from the Finnish Register of Biological Treatment (ROB-FIN). Clin Rheumatol 2011 ; 30 : 1447-1454

10) Jamnitski A, et al : The presence or absence of antibodies to infliximab or adalimumab determines the outcome of switching to etanercept. Ann Rheum Dis 2011 ; 70 : 284-288

11) Takeuchi T, et al : Clinical, radiographic and functional effectiveness of tocilizumab for rheumatoid arthritis patients--REACTION 52-week study. Rheumatology (Oxford). 2011 ; 50 : 1908-1915

12) Emery P, Keystone E, Tony HP, et al : IL-6 receptor inhibition with tocilizumab improves treatment outcomes in patients with rheumatoid arthritis refractory to anti-tumor necrosis factor biologicals : results from a 24-week multicentre randomised placebo controlled trial. Ann Rheum Dis 2008 ; 67 : 1516-1523

13) Genovese MC, et al : Abatacept for rheumatoid arthritis refractory to tumor necrosis factor alpha inhibition. N Engl J Med 2005 ; 353 : 1114-1123

14) Schiff M, et al : Clinical response and tolerability to abatacept in patients with rheumatoid arthritis previously treated with infliximab or abatacept : open-label extension of the ATTEST Study. Ann Rheum Dis 2011 ; 70 : 2003-2007

15) Leffers HC, et al : Efficacy of abatacept and tocilizumab in patients with rheumatoid arthritis treated in clinical practice : results from the nationwide Danish DANBIO registry. Ann Rheum Dis 2011 ; 70 : 1216-1222

(前ページより続く)
national cohort study. Arthritis Rheum 2007 ; 56 : 13-20

5 関節リウマチ治療における生物学的製剤の副作用・相互作用
―感染症，悪性腫瘍，脱髄疾患など―

東京医科歯科大学大学院医歯学総合研究科　薬害監視学講座　助教　山﨑　隼人
東京医科歯科大学大学院医歯学総合研究科　薬害監視学講座　教授　針谷　正祥

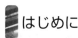

はじめに

　生物学的製剤は免疫において重要な役割を果たす tumor-necrosis factor（TNF）や interleukin-6（IL-6）などのサイトカインまたはその受容体，細胞表面分子などを特異的に阻害するため，治療経過中には感染症をはじめとするさまざまな副作用が発現し得る。ここでは，関節リウマチ（RA）患者に生物学的製剤を安全に使用するために知っておくべき副作用，特に感染症，悪性腫瘍，脱髄疾患，他剤との薬物相互作用を中心に解説する。

感染症

　日常診療における生物学的製剤の安全性は，RA患者を登録し前向きに観察するレジストリー研究によって検討されてきた。本邦で実施されている REAL 研究では，TNF阻害薬（インフリキシマブ，エタネルセプト）使用開始後3年間の重篤感染症発現リスクが解析されている[1]。TNF阻害薬使用患者群での重篤感染症発現の調整リスク比（RR）（TNF阻害薬非使用患者との比較）は1.97（95％信頼区間：1.25-3.19）であり，TNF阻害薬の使用により，およそ2倍の感染症発現リスクの上昇がみられた。薬剤開始からの期間別に解析すると，TNF阻害薬開始後1年間の重篤感染症発現の調整RRは2.40（1.20-5.03）と有意に上昇していたが，2・3年目では調整RR 1.38（0.80-2.43）と有意差はなかった。海外の生物学的製剤使用患者のレジストリーにおいても，同様に，TNF阻害薬開始後1年以内での重篤感染症発現リスクの上昇が示されている[2]。TNF阻害薬開始直後に高い感染症発現リスクを認める原因として，TNF阻害薬開始直後は相対的に併用する副腎皮質ステロイドの使用量が多く，RAの疾患活動性が高い症例が多いこと，1年目に重篤感染症を発現した患者がTNF阻害薬を中止したことなどが挙げられる。したがって，感染症発現リスクを最小化するには，TNF阻害薬が奏功しRAの疾患活動性が低下した後に，副腎皮質ステロイドを可能な限り早く減量ないし中止することが望ましい。

　また，本邦では各生物学的製剤の市販後全例調査が行われており，生物学的製剤使用RA患者における感染症の発現頻度や，その詳細が明らかとなっている。表1に各薬剤での重要な感染症の頻度を示す。報告された重篤感染症は，いずれの生物学的製剤でも呼吸器感染症が最も多く，重篤感染症の約半数を占める。細菌性肺炎，結核，ニューモシスチス肺炎（PCP）はその頻度および重症度から特に重要な感染症である。そのため，一

表1 各生物学的製剤の市販後全例調査における重要な感染症とその頻度*

感染症	インフリキシマブ (N=5000)	エタネルセプト (N=13894)	アダリムマブ (N=7740)	トシリズマブ (N=7901)	アバタセプト (N=3985)
細菌性肺炎	108(2.16%)	189(1.36%)	104(1.34%)	87(1.10%)	5(0.13%)
結核	14(0.28%)	12(0.09%)	9(0.12%)	5(0.06%)	1(0.03%)
非結核性抗酸菌症	7(0.14%)	15(0.11%)	6(0.08%)	16(0.20%)	2(0.05%)
ニューモシスチス肺炎	22(0.44%)	24(0.17%)	26(0.34%)	14(0.18%)	4(0.10%)
蜂巣炎	5(0.10%)	37(0.27%)	22(0.28%)	54(0.70%)	9(0.23%)
帯状疱疹	18(0.36%)	113(0.81%)	56(0.72%)	85(1.10%)	39(0.98%)

* 発現例数（%）

般社団法人日本リウマチ学会によるTNF阻害薬，トシリズマブ，アバタセプト使用ガイドラインにおいては，これらの感染症に関する注意喚起が強調されている．結核感染の予防については，生物学的製剤開始前の詳細な問診，胸部レントゲン・CTなどの画像検査，ツベルクリン反応・インターフェロン-γ遊離試験キット（クオンティフェロン，Tスポット TB）などの検査による結核感染のスクリーニングを行う．その結果，結核既往感染リスクが高い患者には，イソニアジドの予防投与を行うことが推奨されている．PCPも，市販後全例調査で多く報告されている重症度の高い肺炎であり，高齢・既存の肺疾患・副腎皮質ステロイド併用などのPCP発症のリスク因子を複数有する患者では，ST合剤内服などのPCPの予防措置を考慮する[3]．また，呼吸器感染症の予防としての，積極的なインフルエンザワクチンや肺炎球菌ワクチンの接種も推奨されている．生物学的製剤投与中に発熱，咳，呼吸困難などの症状が出現した場合は，図1のフローチャートを参考に細菌性肺炎・結核・PCP・薬剤性肺障害・原疾患に伴う肺病変などを想定した対処を行う．呼吸器症状発現がインフルエンザ流行期であればそのスクリーニングも必須である．

B型肝炎ウイルス（HBV）感染者（キャリアおよび既往感染者）では，抗癌化学療法や生物学的製剤などの免疫抑制療法に伴い血清HBV-DNA量が増加し，致死的な重症肝炎を発症する場合がある．このような，HBVキャリアおよび，既往感染例での血清HBV-DNA量の増加を「HBV再活性化」と呼び，HBV既往感染例のHBV再活性化に起因する肝炎は「de novo の B 型肝炎」と呼ばれる．de novo の B 型肝炎は高率に劇症化し，極めて生命予後が不良である．厚生労働科学研究費補助金「免疫抑制薬，抗悪性腫瘍薬による B 型肝炎ウイルス再活性化の実態解明と対策法の確立」研究班（研究代表者 持田 智）の前向き研究によると，リウマチ領域の登録患者127例中116例が既往感染であり，そのうちの9例（7.8%）でHBVの再活性化を認めた[5]．リウマチ疾患では，生物学的製剤をはじめとした免疫抑制療法を長期間行う場合が多く，HBVキャリアまたは既往感染患者では，HBVの再活性化の有無を継続的にモニタリングする必要がある．具体的な予防策については，日本リウマチ学会による，「B型肝炎ウイルス感染リウマチ性疾患患者への免疫抑制療法に関する提言」[6]を参考にして対処する．なお，C型肝炎ウイルス（HCV）感染者に対しては，一定の見解は得られていないが，生物学的製剤開始前に感染の有無に関して検索を行い，陽

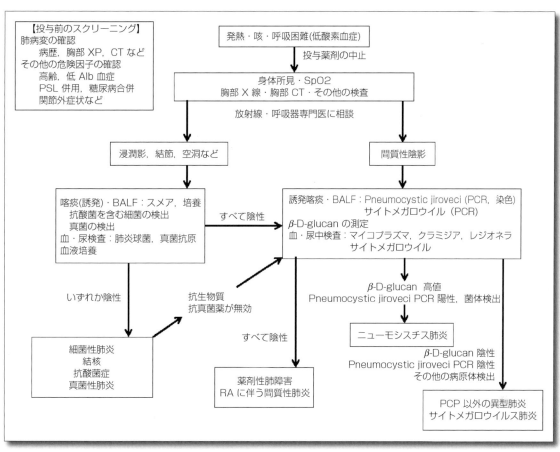

図1 生物学的製剤投与下での呼吸器症状・肺病変の鑑別診断

(文献4より引用改変)

性者においては慎重な経過観察を行うことが望ましい。

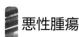
悪性腫瘍

RAにおける悪性リンパ腫のリスクは健常人の2〜3倍程度と高いことが知られている。一方，固形癌については，RAの患者で肺癌のリスクが上昇，大腸癌や乳癌のリスクは低下し，固形癌全体では，健常人と同等であると考えられている[7]。しかし，腫瘍免疫に関わるTNFやIL-6の働きを抑制する生物学的製剤の使用により，悪性腫瘍の発現リスクを上昇させることが懸念された。発癌は遺伝，環境，併用薬などさまざまな要因に影響されるため，生物学的製剤と悪性腫瘍の関連を解析するには，人種や環境が異なる多くの地域，民族で検討し，それぞれのデータを比較統合していくことが必要である。

このような背景のもと，日本人RA患者における，生物学的製剤使用による悪性腫瘍発現リスクについて解析するため，日本リウマチ学会は日本人関節リウマチ患者における生物学的製剤の長期安全性研究（SECURE研究）を実施した。SECURE研究では，生物学的製剤を使用中または使用経験のあるRA患者を登録し，悪性腫瘍の発現の有無について前向きおよび後ろ向きに検討した[8]。2011年3月までの登録患者11,697人の，日本の一般人口と比較した全悪性腫瘍の標準化発現比（SIR）は，女性で0.67（95％信頼区間 0.56-0.78），男性で0.64（0.49-0.79）と低下していた。

一方で，RA患者に多く発症することが知られている悪性リンパ腫のSIRは，女性で5.08（3.33-6.98），男性で3.93（1.75-6.55）と，一般人口と比較して高値であった。しかし，この結果は，97.6％の症例が生物学的製剤未使用である，日本の大規模RA患者コホートにおける悪性リンパ腫のSIR（女性6.00，男性6.22）と同等であった。これらのデータからは，日本人RA患者において，生物学的製剤使用による悪性腫瘍のリスクの上昇は，現時点では認められないことが示された。ただし，悪性腫瘍のリスクに関する解析は，より長期間の観察をもとに結論を出すのが望ましい。そのため，現時点では，悪性腫瘍の既往歴・治療歴を有する患者，前癌病変（食道，子宮頸部，大腸など）を有する患者への生物学的製剤の投与については，患者に十分説明の上，慎重に検討すべきである。

脱髄疾患

TNF阻害薬による多発硬化症や球後視神経炎などの神経脱髄疾患の誘発・増悪が知られている。TNF阻害薬の開始後に失調歩行，知覚・感覚異常，意識障害などの症状をきたし，脱髄疾患が疑われた19例が米国Food and Drug Administration（FDA）のデータベースに報告された[9]。この中には顔面神経麻痺，視神経炎，片側不全麻痺，横断性脊髄炎，ギランバレー症候群に合致するニューロパチーなどを発症した症例が含まれ，ほとんどの症例は，MRIで脳もしくは脊髄に脱髄を示唆する病変を認めた。これらの報告以外にも，TNF阻害薬と関連した視神経炎や脱髄疾患の報告が散見される[10~12]。これらの報告は，いずれもTNF阻害薬と脱髄疾患の因果関係を完全に証明したものではない。しかし，少なくとも脱髄疾患の既往や合併を有する患者には，TNF阻害薬の使用は避けるべきであり，日本リウマチ学会のTNF阻害薬使用ガイドラインにおいても，脱髄疾患を有する患者には，TNF阻害薬は使用禁忌となっている。また，TNF阻害薬を使用中の患者に脱髄疾患を疑う症状がみられたら，速やかにTNF阻害薬を中止するべきである。TNF阻害薬以外でも，トシリズマブの投与により白質脳症をきたした症例の報告[13]があり，TNF阻害薬以外の生物学的製剤においても，脱髄疾患の発症には注意が必要である。

生物学的製剤の薬剤相互作用

低分子化合物は肝臓や腎臓などの主要臓器の働きにより代謝されるが，生物学的製剤は，このような経路とは異なる経路で代謝されているため，他の薬剤との相互作用が少ない可能性がある[14]。ただし，生物学的製剤はいずれも免疫抑制作用があるため，メトトレキサートやタクロリムスなどの免疫抑制作用のある他のDMARDsと併用する際には，感染症の発現により注意しなければならない。また，ウェインブラットらの報告[15]では，アバタセプトと他の生物学的製剤の併用による感染症発現リスクの上昇が示唆されている。したがって，2種類以上の生物学的製剤を併用することは，安全性の観点から推奨されない。

インフリキシマブ，アダリムマブ，ゴリムマブなどの抗TNF抗体製剤は，MTXの併用により血中半減期が延長するという報告がある[16~18]。この原因としては，MTX非併用患者では，治療ターゲットとなる血中のTNF濃度が相対的に高く，TNFと結合するそれぞれの抗体製剤のクリアランスが亢進することが一因として推測される[19,20]。また，エタネルセプト，アクテムラ，オレンシアなどの他の生物学的製剤では，MTXの併用の有無による薬物血行動態の違いは報告されていない。

生物学的製剤開始前のスクリーニングと開始後のモニタリング

これまで述べてきたように，生物学的製剤には感染症，悪性腫瘍，脱髄疾患など，注意すべき副作用がある．そのため，生物学的製剤を開始する前に適切なスクリーニングを行い，個々の患者のリスク因子について評価することが重要である．また，生物学的製剤を開始した後は，リスク因子の有無に応じて適切な予防措置を取り，副作用のモニタリングを続けることが重要である．表2に，生物学的製剤を開始する前に確認すべきスクリーニングと，開始後の予防措置・モニタリング

表2 生物学的製剤開始前に行うべきスクリーニングと開始後のモニタリング

確認事項	生物学的製剤開始前のスクリーニング	予防措置と生物学的製剤開始後のモニタリング
一般的事項	・身体診察 ・尿一般，血算，生化学検査 ・既往歴・合併症・併用薬の確認 ・投与禁忌・慎重投与の確認 ・妊娠・授乳・妊娠希望の確認	
細菌性肺炎	・投与前の肺合併症および呼吸機能の評価 ・喫煙歴の確認 ・経皮的酸素分圧測定	・肺炎球菌ワクチン，インフルエンザワクチンの接種 ・投与開始後の副腎皮質ステロイドの適切な減量 ・禁煙
結核	・結核の既往歴，家族歴，接触歴の確認 ・胸部X線写真（2方向） ・肺疾患が疑われる場合には胸部CT検査 ・ツベルクリン反応，インターフェロンγ遊離試験（クオンティフェロン，Tスポット TB）	・結核感染リスクが高い患者では，生物学的製剤開始3週間前よりイソニアジド内服を6〜9ヵ月行う ・3ヵ月，6ヵ月，以降は6〜12ヵ月毎の胸部X線写真
ニューモシスチス肺炎	・ニューモシスチス肺炎のリスク因子の有無の評価（プレドニゾロン 6mg/日以上，65歳以上，既存肺疾患あり） ・β-D-glucan 測定	・投与開始後の副腎皮質ステロイドの適切な減量 ・リスク因子を複数持つ患者では，ST合剤の予防内服を考慮する
HBV	・HBs抗原（陽性→HBe抗原，HBe抗体，HBV-DNA定量を確認）（陰性→HBc抗体，HBs抗体を確認→いずれか陽性なら，HBV-DNA定量を確認）	・HBVキャリア，HBV-DNA陽性例には核酸アナログの投与 ・HBV DNA陰性の既往感染例では，日本リウマチ学会による，「B型肝炎ウイルス感染リウマチ性疾患患者への免疫抑制療法に関する提言」[6]を参照し，定期的なHBV-DNA量のモニタリング，適切なタイミングでの核酸アナログの投与を行う
悪性腫瘍	・悪性腫瘍の既往歴・治療歴，前癌病変の有無の確認	・悪性腫瘍が出現した際には，生物学的製剤を中止する．悪性腫瘍治療後の生物学的製剤の再開は，慎重に検討する
脱髄疾患	・脱髄疾患の既往や合併の有無の確認	・脱髄疾患を疑う神経症状が出現した際には，生物学的製剤を中止する

に関する具体的内容をまとめる。生物学的製剤をより安全に使用するため，これらの確認事項を忘れてはならない。

おわりに

　生物学的製剤は，優れた治療効果がある一方で，感染症をはじめとした副作用の発現に注意が必要な薬剤である。生物学的製剤の使用によるRAの疾患活動性の制御は，患者のQOLを改善し，ひいては生命予後をも改善する可能性がある[21]。しかし，その前提条件として，生物学的製剤を安全に継続使用し，生物学的製剤のベネフィット・リスクバランスを最大化する努力を続ける必要がある。

文献

1) Sakai R, Komano Y, Tanaka M, Nanki T, Koike R, Nagasawa H, Amano K, Nakajima A, Atsumi T, Koike T et al : Time-dependent increased risk for serious infection from continuous use of tumor necrosis factor antagonists over three years in patients with rheumatoid arthritis. Arthritis Care Res (Hoboken) 2012, 64 (8) : 1125-1134.

2) Askling J, Fored CM, Brandt L, Baecklund E, Bertilsson L, Feltelius N, Coster L, Geborek P, Jacobsson LT, Lindblad S et al: Time-dependent increase in risk of hospitalisation with infection among Swedish RA patients treated with TNF antagonists. Ann Rheum Dis 2007, 66 (10) : 1339-1344.

3) Harigai M, Koike R, Miyasaka N : Pneumocystis pneumonia associated with infliximab in Japan. N Engl J Med 2007, 357 (18) : 1874-1876.

4) Koike R, Takeuchi T, Eguchi K, Miyasaka N: Update on the Japanese guidelines for the use of infliximab and etanercept in rheumatoid arthritis. Mod Rheumatol 2007, 17 (6) : 451-458.

5) 持田　智：免疫抑制薬，抗悪性腫瘍薬によるB型肝炎ウイルス再活性化の実態解明と対策法の確立研究．厚生労働科学研究費補助金肝炎等克服緊急対策研究事業，平成23年度研究成果報告書．2011. P61.

6) 小池隆夫，針谷正祥，三村俊英，ほか：B型肝炎ウイルス感染リウマチ性疾患患者への免疫抑制療法に関する提言

7) Smitten AL, Simon TA, Hochberg MC, Suissa S : A meta-analysis of the incidence of malignancy in adult patients with rheumatoid arthritis. Arthritis Res Ther 2008, 10 (2) : R45.

8) Harigai M, Nanki T, Koke R, et al : Biological Agents in Rheumatoid Arthritis and Risk of Malignancy- Results from the Nation-Wide Cohort Study in Japan. [abstract]：ACR2011, Chicago, USA.

9) Mohan N, Edwards ET, Cupps TR, Oliverio PJ, Sandberg G, Crayton H, Richert JR, Siegel JN : Demyelination occurring during anti-tumor necrosis factor alpha therapy for inflammatory arthritides. Arthritis Rheum 2001, 44 (12) : 2862-2869.

10) Simsek I, Erdem H, Pay S, Sobaci G, Dinc A : Optic neuritis occurring with anti-tumour necrosis factor alpha therapy. Ann Rheum Dis 2007, 66 (9) : 1255-1258.

11) Shin IS, Baer AN, Kwon HJ, Papadopoulos EJ, Siegel JN : Guillain-Barre and Miller Fisher syndromes occurring with tumor necrosis factor alpha antagonist therapy. Arthritis Rheum 2006, 54 (5) : 1429-1434.

12) Eguren C, Diaz Ley B, Dauden E, Garcia-Diez A, Losada M : Peripheral neuropathy in two patients with psoriasis in treatment with infliximab. Muscle Nerve 2009, 40 (3) : 488-489.

13) Kobayashi K, Okamoto Y, Inoue H, Usui T, Ihara M, Kawamata J, Miki Y, Mimori T, Tomimoto H, Takahashi R : Leukoencephalopathy with cognitive impairment following tocilizumab for the treatment of rheumatoid arthritis (RA). Intern Med

2009, 48（15）: 1307-1309.
14) Dostalek M, Gardner I, Gurbaxani BM, Rose RH, Chetty M: Pharmacokinetics, pharmacodynamics and physiologically-based pharmacokinetic modelling of monoclonal antibodies. Clin Pharmacokinet 2013, 52（2）: 83-124.
15) Weinblatt M, Combe B, Covucci A, Aranda R, Becker JC, Keystone E: Safety of the selective costimulation modulator abatacept in rheumatoid arthritis patients receiving background biologic and nonbiologic disease-modifying antirheumatic drugs: A one-year randomized, placebo-controlled study. Arthritis Rheum 2006, 54（9）: 2807-2816.
16) Maini RN, Breedveld FC, Kalden JR, Smolen JS, Davis D, Macfarlane JD, Antoni C, Leeb B, Elliott MJ, Woody JN et al: Therapeutic efficacy of multiple intravenous infusions of anti-tumor necrosis factor alpha monoclonal antibody combined with low-dose weekly methotrexate in rheumatoid arthritis. Arthritis Rheum 1998, 41（9）: 1552-1563.
17) Adalimumab［package insert］. North Chicago, IL: Abbott Laboratories; 2012
18) ゴリムマブ承認審査概要　9.　臨床概要 p23～p24.
19) Mould DR, Sweeney KR: The pharmacokinetics and pharmacodynamics of monoclonal antibodies--mechanistic modeling applied to drug development. Curr Opin Drug Discov Devel 2007, 10（1）: 84-96.
20) Tabrizi MA, Tseng CM, Roskos LK: Elimination mechanisms of therapeutic monoclonal antibodies. Drug Discov Today 2006, 11（1-2）: 81-88.
21) Listing J, Pattloch D, Kekow J, et al: Successful control of disease activity and treatment with biologics increase the life expectancy in rheumatoid arthritis patients［abstract］; EULAR2012, Berlin, Germany.

1 インフリキシマブ

長崎大学大学院医歯薬学総合研究科　展開医療科学講座（第一内科）　助教　一瀬　邦弘
長崎大学大学院医歯薬学総合研究科　展開医療科学講座（第一内科）　教授　川上　純

製品の概要

関節リウマチ（Rheumatoid arthritis：RA）の病態にTNF-α（Tumor Necrosis Factor-α：腫瘍壊死因子）が関係していることが明らかとなり、抗TNF-α抗体の開発が進められた。その中で最初に開発されたのがインフリキシマブ（Infliximab：IFX）である。米国では1998年にRAに対して認可され、国内においては、2003年7月に承認、また2009年7月に関節の構造的損傷の防止の効能・効果追加また増量、投与間隔の短縮の用法・用量変更について追加承認されている。IFXはヒトTNF-αをマウスに免疫し、ヒトTNF-αに対して特異的なマウス型モノクローナル抗体由来の可変領域とヒトIgG1の定常領域を連結して作成されたキメラ型モノクローナル抗体である。このためIFXは1分子あたりの構造にマウス成分を約25％含んでいる。IFXの作用機序として①可溶型TNF-αに対する中和作用、②受容体に結合したTNF-αの解離作用、③TNF-α産生細胞に対する細胞傷害作用、④TNF産生細胞のアポトーシス誘導作用が挙げられる。点滴静注（3mg/kg）の使用で、IFXの半減期は比較的長く（約8-9.5日）で、完全ヒト抗TNF-α抗体であるアダリムマブ（Adalimumab：ADA）、ゴリムマブ（Golimumab：GLM）とほぼ同等である。このため、始めの3回の投与は2週後、6週後であるが、それ以降は8週間間隔での投与が可能となる。このため、頻繁な通院が困難な症例に対して通院の頻度を増やすことなく継続治療が可能である。現在、TNF-α阻害薬の中で唯一の点滴製剤であり、効果発現が比較的早いとされている。ATTRACT試験[1,2]の成績ではメトトレキサート（MTX）併用下で開始2週後からCRPが著明に低下し、ACR基準20％以上改善率も6週以降54週まで安定して高い改善率を維持することが示されている。

その一方でマウス成分を有するキメラ型モノクローナル抗体であることから、中和抗体（human anti-chimeric antibody；HACA）が産生されることがあり、RAで使用される3mg/kgの用量では約40％に出現するとされる。このため効果減弱（2次無効）や投与時反応（1～2％）の原因となることがある。この抗体産生を抑制する目的で、MTX併用は必須とされている。このためMTXが禁忌となる活動性間質性肺炎や高度腎機能障害例では保険上IFX投与はできない。IFXはRAに対して国内で初めて承認された生物学的製剤であり、市販後全例調査をはじめ、わが国における生物学的製剤の適正かつ有用な使用方法に関して、数多くのエビデンスを構築し

てきた．最近では日本でもより高用量（6,10 mg/kg）の2重盲検臨床試験（RISING試験）が行われ，有効血中濃度を維持することにより，HACA産生を抑制し，関節破壊抑制効果が得られている[3]．なお，日本での他疾患の適応では，用量，投与法は少し違うものの，Crohn病，潰瘍性大腸炎，Behçet病による難治性網膜ぶどう膜炎，関節症性乾癬，強直性脊椎炎などに認可されている．

投与法

RAでは通常，3 mg/kgを1回の投与量として点滴静注する．初回投与後，2週，6週に投与し，以降8週間の間隔で投与を行う．なお，6週の投与以後は効果不十分または効果が減弱した場合には，投与量の倍量や投与間隔の短縮が可能である．これらの投与量の増量や投与間隔の短縮は段階的に行う．1回の体重1kg当たりの投与量の上限は，8週間の間隔であれば10 mg/kg，投与間隔を短縮した場合であれば6 mg/kgとする．また，最短の投与間隔は4週間とする．IFXは完全ヒト型抗体やヒト化抗体と比較して抗原性が高く，投与時のinfusion reaction（注射時反応）が起きやすく，原則2時間以上をかけて緩徐に点滴静注することとされている．しかしながら，点滴通院の度に2時間の安静を要することが患者の身体的精神的負担となっていることもあり，時短についての検討がなされている．海外では少なくとも3回のIFX投与で問題のなかった患者に対し，1時間の短縮投与を実施した113名のうち4名のみがinfusion reactionを生じ，そのいずれも軽症で回復したと報告されている[4]．本邦でも，90分投与で22症例中1例（4.5％），1時間投与で17症例中1例（5.9％）にinfusion reactionを認めたが，いずれも軽微であったことが報告されている[5]．これらのことから，6週の投与以後，それまでの投与でinfusion reactionが認められなければ，点滴速度を上げて点滴時間を短縮することができる．ただし，平均点滴速度は臨床試験において投与経験がないため1時間当たり5 mg/kgを投与する速度を超えないこととされている．

一度IFXを休薬後，何らかの理由で再投与した場合の副作用についても検討されている．本邦における市販後調査によると，治験なし群では重篤，非重篤をあわせて10.1％に投与時反応が出現し，その中でも重篤例は0.3％，治験経験有り群（813-1,637日前に投与）においてはそれぞれ31.8％，18.2％であった．再投与までの期間が1年以内（平均6.4ヵ月）であれば，重篤な副作用もないことが知られているが，治験症例のように2年間以上の中断後の再投与時に重篤な投与時反応が報告されているため，長期間の休薬後の再投与時には慎重に投与することが望ましい．

それでも臨床の判断として再投与せざるを得ない場合は十分な対応の上で投与することが必要である．投与時反応を経験した患者に対する再投与プロトコールをCheifetz Aらが示している[6]．軽度から中等度例では抗ヒスタミン薬であるジフェンヒドラミン25～50 mgとアセトアミノフェン650 mgを投与1時間半前に内服し，10 ml/時間程度の点滴速度で15分間観察したのちに3時間以上かけて点滴を行う．重度例ではジフェンヒドラミン25～50 mgとアセトアミノフェン650 mgを投与1時間半前に内服の上，投与12時間以上前にプレドニゾロン経口50 mgを3回投与もしくは投与20分前にヒドロコルチゾン100 mgまたはメチルプレドニゾロン20～40 mgの静注を行った上で10 ml/時間程度の点滴速度で15分観察したのちに最高でも100 ml/時間を超えない点滴速度で観察する，としている．

IFX投与においてはinfusion reactionの中でもアナフィラキシーショックを含む重篤

な副作用が起きる可能性があることを十分に考慮し，点滴施行中のベッドサイドで，気道確保，酸素，エピネフリン，副腎皮質ステロイドの投与ができるなど緊急処置を直ちに実施できる環境を整えることが必要である。

効果

　IFXの導入により，RAの治療目標として炎症と症状の改善を示す「臨床的寛解」から関節破壊抑制を示す「構造的寛解」そして，身体機能を維持する「機能的寛解」を目指すようになってきた。IFXの有効性についてはすでに多くの臨床試験のエビデンスが確立されている。MTX抵抗症例に対するIFX追加併用療法による臨床的効果や関節破壊抑制効果[2]をはじめ，わが国でもRECONFIRM-2試験においてIFX開始1年後の臨床的有効性が示された[7]。また早期RAにおける発症3ヵ月以上3年以内の早期RA症例において，MTX単独治療におけるIFX併用の有益性をASPIRE試験で示している[8]。特筆すべきは高価な生物学的製剤をフリーとしかつRAを寛解させる，いわゆるバイオフリー寛解がBeSt studyにて初めて報告されたことである。BeSt studyは発症2年以内の未治療RA患者508例を4つの治療戦略（第1群：DMARD単剤，第2群：step-up併用療法，第3群：step-down併用療法，第4群：MTX＋IFX療法）として無作為に割り付け，治療開始後3ヵ月毎に低疾患活動性［Disease activity score（DAS）44≦2.4］を達成できなければ順次，治療変更し，また逆に6ヵ月以上同じ治療で達成できれば減量・中止を行う介入比較試験である[9]。その結果，IFXとMTXで治療開始された第4群の症例では，2年後に56％がIFXを中止されており，5年後にはMTXも休薬可能となった薬剤フリー寛解（19％）を含めると，58％がバイオフリー寛解を維持できた[10]。また，5年後の最初に割り当てられたレジメンのみで寛解を達成できた（DAS44＜1.6）患者の割合は第1群が46％，第2群が51％，第3群が65％，第4群が81％で第1群・第2群に比べて第4群が有意に高率であった。寛解を達成した患者では有意に骨破壊の進行が少なく，身体機能の改善がみられた。このように機能的障害を残さないためには，RAの早期に治療介入する必要があることが示された。

　BeSt studyでは治療戦略比較試験の中でIFXの早期導入の意義と薬剤，バイオフリー寛解の可能性が見出されたが，わが国では始めからバイオフリー寛解の可能性を解明する目的でRRR試験が行われている[11]。日常診療の中でIFXを投与している患者に臨床的寛解あるいは低疾患活動性を達成，維持した後，「どのような条件であれば生物学的製剤が中止可能か？」というエビデンスを導き出している。このRRR試験のもう1つの特徴として挙げられるのは，登録患者の平均罹病期間が約5.9年，またIFX治療開始時のmodified total sharp score（mTSS）が60ポイントを超えており，海外のエビデンスと比べてもわれわれが日常診療で遭遇するような罹病期間が長く，関節破壊が進んだ症例が含まれていることである。その結果，IFXを休薬した後，1年間にわたって低疾患活動性（DAS28-ESR＜3.2）を維持できた症例は102例中56例（55％）であった。そのうちmTSSの計測が行われた49例ではΔmTSS 0.3ポイント/年で構造的寛解を達成したとみなされ，低疾患活動性維持例の67％ではIFX休薬後1年間にわたって構造的寛解が維持された。同様に低疾患活動性維持例では機能的寛解も維持された。さらにRRR試験ではIFX治療開始時の約20の背景因子について，低疾患活動性維持例と疾患活動性上昇例の差を解析している。その結果，低疾患活動性維持例では年齢が若く，罹病期間が短く，また平均mTSSも低いこと

が挙げられた。さらに休薬1年後に50％の低疾患活動性維持率を得るためには登録時のDAS28-ESR＜2.225であることが必要であると逆推計された。これらのことから，必ずしも早期RAでなくてもIFXの中止は可能であることが示されたが，低疾患活動性維持例をみれば可能な限り早期の導入が望ましいと思われる。

わが国では2003年7月のIFXの保険収載時には3 mg/kgの上限が定められていた。当初はこの制限があるために，投与間隔が8週間となった際のIFXの血中濃度が維持されず効果が減弱する2次無効症例をしばしば経験していた。このためわが国でも高用量のIFXの効果と安全性を検証するためにRISING試験が行われた[3]。この試験ではIFXを3 mg/kg，6 mg/kg，10 mg/kgの3群に分けて比較し，血清トラフ値が1 μg/mL以上であればIFXの効果無効例は減少するという結果を示した。また10週時のEULAR改善基準による評価でNo responseとされた症例において，54週時評価における6 mg/kg，10 mg/kg増量群では3 mg/kg継続群に比べ，GoodおよびModerate responseに至った症例が有意に増加した。血清トラフ値の観点からIFXの投与量を増量したり，投与間隔を短縮したりすることで，疾患活動性が安定化する症例もみられるようになった（図1，2）。

わが国で一番始めにRAに対する生物学的製剤として承認されたIFXは早期RAへの効果，バイオフリー寛解，用量増加による効果など多くのエビデンスを蓄積している。今後導入前のTNF-α濃度を指標にIFX投与量を定め，寛解導入率や導入後のバイオフリー寛解維持率などを検討したRRRR試験

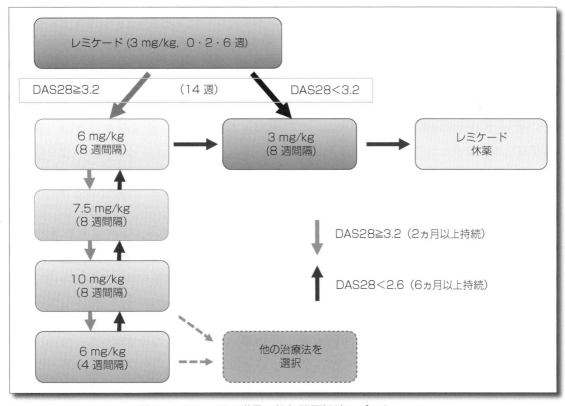

図1　レミケードの増量・投与間隔短縮のプロトコール

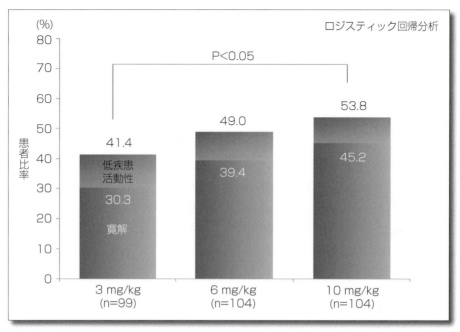

図2 寛解・低疾患活動性達成率（RISING study）

などさらなる IFX の臨床試験結果にも期待したい。

副作用

RA を対象とした使用成績調査において 24.6% に副作用が報告された。主なものは発熱（3.6%），発疹（2.5%），頭痛（2.5%），ほてり（1.7%），肺炎（1.6%）等であった。肺炎のリスク因子として男性・高齢・Steinbrocker の stage Ⅲ以上・既存肺疾患，そして重篤な感染症のリスク因子として高齢・既存肺疾患・ステロイド薬併用が報告されている[12]。結核の発現率は 0.32% で，いずれも抗結核薬の予防投与は行われていなかった。わが国ではニューモシスチス肺炎の発現（0.47%）が報告されており，高齢・既存の肺疾患・副腎皮質ステロイド併用などの同肺炎のリスク因子を有する患者では ST 合剤などの予防投与を考慮する。また感染症リスクの高い患者では，発熱や呼吸困難などの症状出現に留意するほか，胸部画像所見の推移や血中リンパ球数，β-D グルカン，KL-6 などの検査値の推移にも留意する。さらに RA に対する TNF 阻害薬のガイドライン（2012年改訂版）によると TNF 阻害薬ではその作用機序より悪性腫瘍発生の頻度を上昇させる可能性が懸念され，全世界でモニタリングが継続されているが，現時点では十分なデータは示されていない。悪性腫瘍の既往歴・治療歴を有する患者，前癌病変（食道，子宮頸部，大腸など）を有する患者への投与は慎重に検討すべきである，とされている。

おわりに

RA 治療における IFX の基礎知識について，製剤の概要，投与法，効果，副作用を中心に臨床試験，使用成績調査などを用いて概説した。現在，RA 治療では臨床的寛解を維持することで，構造的寛解や機能的寛解を目指すべきとなり，身体機能を生涯維持して生命予後を改善することが最終的な目標となっている。IFX はわが国では RA に対して，一番始めに承認された生物学的製剤であるため，さまざまな使用法，効果が検討されてお

り，これからも多くのエビデンスが発信されるものと思われる．

文　献

1) Lipsky, P. E., D. M. van der Heijde, E. W. St Clair, D. E. Furst, F. C. Breedveld, J. R. Kalden, J. S. Smolen, M. Weisman, P. Emery, M. Feldmann, G. R. Harriman, and R. N. Maini：Infliximab and methotrexate in the treatment of rheumatoid arthritis. Anti-Tumor Necrosis Factor Trial in Rheumatoid Arthritis with Concomitant Therapy Study Group. *N Engl J Med* 2000；343：1594-1602.

2) Maini, R. N., F. C. Breedveld, J. R. Kalden, J. S. Smolen, D. Furst, M. H. Weisman, E. W. St Clair, G. F. Keenan, D. van der Heijde, P. A. Marsters, and P. E. Lipsky：Sustained improvement over two years in physical function, structural damage, and signs and symptoms among patients with rheumatoid arthritis treated with infliximab and methotrexate. *Arthritis Rheum* 2004；50：1051-1065.

3) Takeuchi, T., N. Miyasaka, K. Inoue, T. Abe, and T. Koike：Impact of trough serum level on radiographic and clinical response to infliximab plus methotrexate in patients with rheumatoid arthritis：results from the RISING study. *Mod Rheumatol* 2009；19：478-487.

4) van Vollenhoven, R. F., E. Gullstrom, and L. Klareskog：Feasibility of 1 hour infliximab infusions. *Ann Rheum Dis* 2005；64：654.

5) 三浦靖史, 立石耕司, 高橋完靖, 林　申也, 黒坂昌弘：関節リウマチ患者へのインフリキシマブ点滴時間は1時間に短縮可能である．日関病誌 2009；28：515-519.

6) Cheifetz, A., M. Smedley, S. Martin, M. Reiter, G. Leone, L. Mayer, and S. Plevy：The incidence and management of infusion reactions to infliximab: a large center experience. *Am J Gastroenterol* 2003；98：1315-1324.

7) Tanaka, Y., T. Takeuchi, E. Inoue, K. Saito, N. Sekiguchi, E. Sato, M. Nawata, H. Kameda, S. Iwata, K. Amano, and H. Yamanaka：Retrospective clinical study on the notable efficacy and related factors of infliximab therapy in a rheumatoid arthritis management group in Japan：one-year clinical outcomes（RECONFIRM-2）．*Mod Rheumatol* 2008；18：146-152.

8) St Clair, E. W., D. M. van der Heijde, J. S. Smolen, R. N. Maini, J. M. Bathon, P. Emery, E. Keystone, M. Schiff, J. R. Kalden, B. Wang, K. Dewoody, R. Weiss, and D. Baker：Combination of infliximab and methotrexate therapy for early rheumatoid arthritis: a randomized, controlled trial. *Arthritis Rheum* 2004；50：3432-3443.

9) Goekoop-Ruiterman, Y. P., J. K. de Vries-Bouwstra, C. F. Allaart, D. van Zeben, P. J. Kerstens, J. M. Hazes, A. H. Zwinderman, H. K. Ronday, K. H. Han, M. L. Westedt, A. H. Gerards, J. H. van Groenendael, W. F. Lems, M. V. van Krugten, F. C. Breedveld, and B. A. Dijkmans：Clinical and radiographic outcomes of four different treatment strategies in patients with early rheumatoid arthritis（the BeSt study）：a randomized, controlled trial. *Arthritis Rheum* 2005；52：3381-3390.

10) Klarenbeek, N. B., M. Guler-Yuksel, S. M. van der Kooij, K. H. Han, H. K. Ronday, P. J. Kerstens, P. E. Seys, T. W. Huizinga, B. A. Dijkmans, and C. F. Allaart：The impact of four dynamic, goal-steered treatment strategies on the 5-year outcomes of rheumatoid arthritis patients in the BeSt study. *Ann Rheum Dis* 2011；70：1039-1046.

11) Tanaka, Y., T. Takeuchi, T. Mimori, K. Saito, M. Nawata, H. Kameda, T. Nojima, N. Miyasaka, and T. Koike：Discontinua-

tion of infliximab after attaining low disease activity in patients with rheumatoid arthritis: RRR (remission induction by Remicade in RA) study. *Ann Rheum Dis* 2010 ; 69 : 1286-1291.

12) Takeuchi, T., Y. Tatsuki, Y. Nogami, N. Ishiguro, Y. Tanaka, H. Yamanaka, N. Kamatani, M. Harigai, J. Ryu, K. Inoue, H. Kondo, S. Inokuma, T. Ochi, and T. Koike : Postmarketing surveillance of the safety profile of infliximab in 5000 Japanese patients with rheumatoid arthritis. *Ann Rheum Dis* 2008 ; 67 : 189-194.

第2章 関節リウマチ治療における各種生物学的製剤の基礎知識

2 エタネルセプト

国立病院機構九州医療センター　膠原病内科　医長　**末松　栄一**

はじめに

関節リウマチ（RA）の診療は早期診断・早期治療が重要視され，treat to target（T2T）の提唱，分類基準の改訂，寛解基準の策定，治療ガイドラインの提唱等この数年相次いだ。特に治療に関しては生物学的製剤の登場により治療成績が格段に向上し，寛解を目標とすることも可能となった。現在本邦では7種類の生物学的製剤が使用可能であるが，その中でもエタネルセプト（ETN）は米国では1998年，欧州では2000年に生物学的製剤の中では最も早期に認可され，長期治療成績も豊富に蓄積されてきた歴史の最も長い薬剤である。また抗体製剤と異なり中和抗体が産生されない免疫原性から，長期にわたって有効性が持続することや，再投与に際しても安全性が高いことなどの特徴を持つ。本稿ではETNの有効性と安全性ならびに寛解導入後の使い方に関して解説する。

構造

ヒト腫瘍壊死因子（TNF）の75 kDa II型受容体（TNFR II）の細胞外ドメインにヒトIgG1-Fc領域を結合させた2量体の融合蛋白であり分子量は約150,000である。TNFαおよびTNFβ（リンフォトキシンα）に結合し，これらが免疫細胞の細胞膜TNF受容体に結合することを阻害することにより，抗リウマチ作用，抗炎症作用を発揮する。半減期は約4日である。

投与法

米国では1998年，欧州では2000年にRAに対して認可された。本邦では2005年25 mgを週2回の皮下注製剤として承認され，2009年10 mg製剤，さらに2010年50 mg製剤ならびに週1回25 mg〜50 mg投与法が承認された。現在1日1回25〜50 mgを週1回，または1日1回10 mg〜25 mgを週2回の投与法（皮下注射）が認められている。

有効性の検討

■ TEMPO試験

ETNの臨床的有効性と関節破壊抑制効果を示した試験として広く知られている。結論として有効性を得るためにはMTXの併用が重要であること，またMTX併用にて関節破壊が修復される可能性を示した点が特に注目される。

MTX以外の1剤以上の疾患修飾性抗リウマチ薬（DMARDs）に治療抵抗性の活動性RA患者（n=682）をMTX単独群，ETN単独群（ETN25 mg×2/週），MTX＋ETN併用群に分けて有効性，安全性を比較検討し

た。まず52週の結果が2004年に発表され[1]，続いて3年間の結果や，多くの知見が発表された。MTX単独群，ETN単独群，MTX+ETN併用群のDAS28寛解率（＜2.6）は1年後17.1％，17.5％，38.1％，2年後18.9％，22.4％，42.4％，3年後18.9％，20.6％，40.3％であり，3年間にわたりMTX+ETN併用群の有効性が高く維持された[2]。関節破壊予防効果に関しては各群の3年後のvan der Heijde-modified Total Sharp Score（mTSS）変化量は5.95，1.61，－0.14とMTX+ETN併用群ではむしろ修復の効果を示す優れた成績であった。骨びらんスコアと関節裂隙狭小化スコアに分けて検討するとMTX+ETN併用群では骨びらんスコア変化量が3年間すべてマイナスになっており，特に骨びらんに対する改善効果が大きい印象である。

■ COMET試験

発症早期の高疾患活動性RAに対する治療戦略としてETNを早期から使用することの意義が示された試験として重要である。

罹病期間2年以内で，MTX未使用の活動性RA患者（n=542，平均DAS28 6.5）をMTX単独群，MTX+ETN併用群の2群に分けて解析した[3]。52週のDAS28寛解率（＜2.6）はMTX単独群28％，MTX+ETN併用群50％であり，併用群が有意に優れていた。関節破壊予防効果に関しては52週のmTSS変化量はMTX単独群2.44，MTX+ETN併用群0.27であり，構造的寛解であるmTSS≦0.5達成率はMTX単独群59％であるのに対し，MTX+ETN併用群80％であった。特に骨びらんに対する効果が大きいようであった。機能的寛解である52週のHAQ≦0.5はMTX単独群39％，MTX+ETN併用群55％と併用群の成績が優れていた。

さらに罹病期間を4ヵ月以内の超早期（VERA）と4ヵ月超2年未満の早期（ERA）の2群に分けてサブ解析した結果が発表された[4]。罹病期間4ヵ月は発症からではなく診断確定からの期間とされているので，2012年米国リウマチ学会（ACR）治療ガイドライン[5]における早期RAは発症6ヵ月以内であるとの定義に厳密には一致しないが，近い集団である。VERAのMTX+ETN併用群では低疾患活動性（LDA：DAS28＜3.2）達成率79％，DAS28寛解が70％であり，ETN単独群のそれぞれ47％，35％およびERAのMTX+ETN併用群の62％，48％に比べ効果が高かった。RA発症直後からの生物学的製剤の使用に関しては議論があるところであるが，高疾患活動性で予後不良因子がある場合，発症超早期からのMTX+ETN併用療法が臨床的寛解導入に有用であると考えられた。

■ 北米長期ETN有効性報告

ワインブラットらが北米の成績をまとめた報告であり，観察期間が10年以上と抗TNF製剤に関する試験ではもっとも長期であることが特徴である[6]。ERA試験でETN25 mg×2/週を投与した発症3年以内の早期RA患者（ERA群，n=207）と長期RA患者（LRA群，n=644）に分けて有効性と安全性を解析した。オープンラベル試験での11年目のACR20，ACR50，ACR70はそれぞれERA群（n=60）で77％，52％，38％，LRA群（n=217）で71％，51％，24％であり，ERA群のほうが優れていた。また10年目のDAS28寛解（DAS28CRP＜2.6）はERA群で42％，LRA群で29％であった。機能障害に関する検討では11年目でのHAQ DIはERA群（n=60）で0.4（0-2.4），LRA群（n=214）で0.9（0-2.9）であり，ERA群のほうがLRA群よりも大きなHAQ DIスコアの低下が認められた。

■ JESMR試験

日本人が対象であることが特徴である。MTX効果不十分例では，MTXを中止してETN単独に切り替えるよりも，MTXを継続しながらETNを追加するほうが，高い臨床効果が期待できることを示した報告である。

MTX効果不十分な活動性RA患者（n＝151）をETN（25 mg×2/週）とMTXの併用群と，ETN単独群に分けて有効性と安全性を比較検討した[7]。52週のDAS28は併用群3.0±1.0，単独群4.2±1.5であり，EULAR good responseは併用群52.1％，単独群33.3％であった。さらに52週のACR20，ACR50，ACR70はそれぞれ併用群86.3％，76.7％，50.7％，単独群63.8％，43.5％，29.0％であり，併用群の臨床的有効性が高かった。関節破壊予防効果に関しては52週のmTSS変化量は併用群0.8，単独群3.6でp＝0.06と有意差はなかったが，骨びらんスコア変化量に注目すると併用群では24週-0.1，52週-0.2と修復効果が確認され，単独群52週1.8に比べ関節破壊予防効果は有意に高かった。52週におけるHAQは，併用群ではベースラインの1.2から0.6に改善し，単独群の1.3から0.9よりも有意に改善効果が高かった。

■ PRESERVE試験

最近寛解導入後の抗TNF製剤の休薬の可能性に関心が集まっているが，ETNによる寛解導入後の方針を示唆する報告として注目されている。日常臨床で最も多く遭遇する中等度疾患活動性RA患者を対象にして，ETNにて低疾患活動性達成後，ETNの減量ないし中止が可能かどうかを検討した。

15 mg～25 mg/週のMTXを8週以上投与しても効果不十分な中等度疾患活動性RA患者（n＝834，DAS28 3.2＜≦5.1）を対象として，まずETN50 mg/週＋MTXが36週投与された。その結果36週時点で低疾患活動性（LDA：DAS28≦3.2）に達し，かつ投与12～36週までの平均DAS28が3.2以下であったRA患者（n＝604）を対象として無作為二重盲検比較試験が行われた[8]。ETN50 mg/週＋MTX（ETN50 mg継続群），ETN25 mg/週＋MTX群（ETN減量群），MTX群（ETN中止群）の3群に分けて，有効性を検討した（図1）。投与88週後のLDA達成率はETN50 mg継続群82.6％，ETN25 mg減量群79.1％であり，ETN中止群42.6％に比べ共に有意に優れていたが，両群間には差はなかった。またDAS28寛解率（＜2.6）はETN50 mg継続群66.7％，ETN25 mg減量群60.2％であり，ETN中止群では36週後急激に低下し29.4％であった（図2）。また平均DAS28の推移もETN中止群では期間中LDAを達成していなかった（図3）。関節破壊に関してはmTSSの年間変化量（32週から88週まで）はETN中止群では0.60であったのに対し，ETN50 mg継続群で－0.06と有意に低く，ETN25 mg減量群も有意差はなかったが0.05と低かった（p＝0.07）（図4）。さらにHAQは，ETN50 mg継続群で0.5，ETN25 mg減量群0.6とETN中止群0.8に比べそれぞれ有意に低かった。以上より，ETN50 mg/週にてLDA達成後はETNを25 mg/週に減量しても臨床的，構造的ならびに機能的効果は維持されることが示された。一方，ETNが25 mg/週よりさらに減量できるかどうかの問題や，ETN中止再燃例に対してETN再投与によるLDAの再達成が可能かどうかは検討されていない。しかしLDAの状態でETNを中止すると再燃の可能性が高く，休薬の条件としてのLDAは不十分といえる。

■ 安全性の検討

■ 市販後調査成績

本邦における市販後の全例登録調査[9]にお

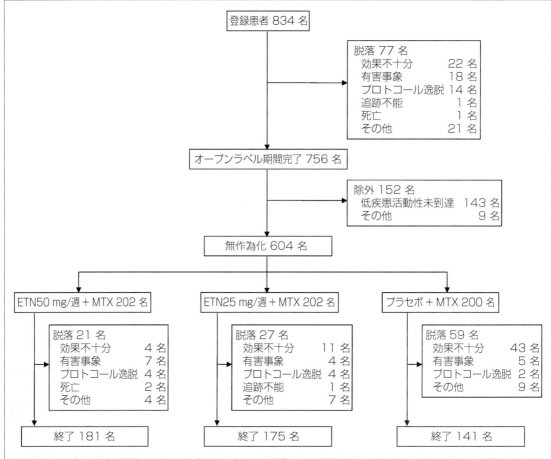

図1 PRESERVE試験の患者推移

(文献8より引用)

いて，安全性評価対象症例 13,894 例中 3,714 例（26.7％）に副作用が認められた．主なものは，感染症 1,207 例（8.7％），注射部位反応 609 例（4.4％），発疹 307 例（2.2％），鼻咽頭炎 242 例（1.7％），肝機能異常 228 例（1.6％），発熱 222 例（1.6％）等であった．重篤な副作用は 636 例（4.6％）であり，肺炎は 174 例（1.3％），結核は 12 例（0.1％），ニューモシスチス肺炎は 25 例（0.2％）であった．重篤な感染症の危険因子として副腎皮質ステロイド剤の使用，肺疾患の既往または合併，糖尿病の合併，stage Ⅲ，Ⅳ例等が抽出された．

■北米長期 ETN 安全性報告

10 年以上に及ぶ観察期間で ETN の投与中断数は ERA364 例，LRA497 例であり，中断理由として有害事象（ERA21％，LRA22％），効果不十分（ERA13％，LRA21％）が多かった[6]．日和見感染症に関

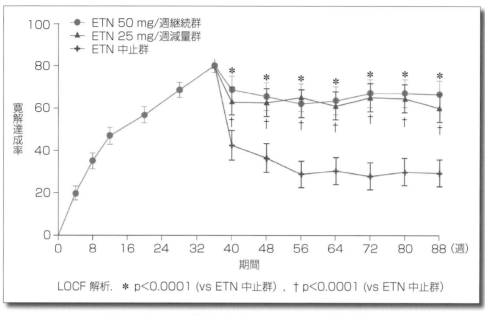

図2　PRESERVE 試験における DAS28ESR 寛解達成率

（文献8より引用）

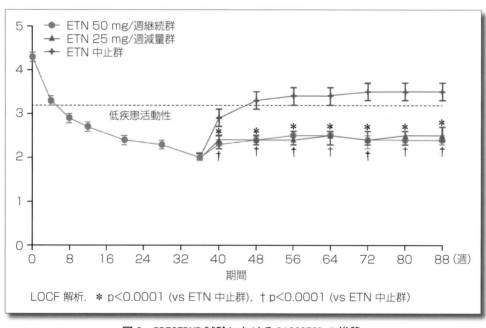

図3　PRESERVE 試験における DAS28ESR の推移

（文献8より引用）

してはカンジダ血症，非結核性抗酸菌症，帯状疱疹，脳脊髄膜炎，真菌血症が各1例の計5例が報告された．結核の報告はなかった．悪性腫瘍発生率は ERA，LRA 共に一般集団で予測される発生率と差はなかったが，

悪性リンパ腫に関しては14例（ERA7例，LRA7例）の報告があり，ERA の標準化発生率（SIR）は 5.8（95％信頼区間（CI）；2.33-11.94），LRA の SIR は 4.1（CI.63-8.37）と共に一般集団で予測される発生率よ

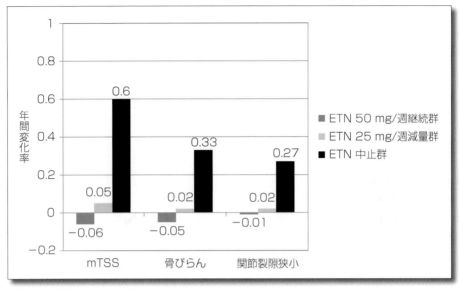

図4 PRESERVE試験における関節破壊

(文献8より引用)

りも高かった。悪性リンパ腫に関してはRAによるものか，ETNが関与するかは明らかではなかった。しかし総じてETNは長期にわたり，安全に使用されることが示された。

ETNの継続率

生物学的製剤の継続率に影響を与える要因として薬剤の有効性，副作用，投与法，経済的コスト，他の薬剤の発売状況等さまざまな因子があり，また国によっての医療状況も違うため，評価には十分な注意が必要である。デンマークのDABIO registryで最初に抗TNF製剤を使用された2,326名のRA患者の継続率を薬剤別に検討すると，48ヵ月でETNが56％と，アダリムマブ（ADA）52％，インフリキシマブ（IFX）41％に比べ最も高いことが示された[10]。しかし治療反応性，寛解率が高いのはADAであった。イタリアのLORHEN registryでは最初に抗TNF製剤を使用された1,064名のRA患者の36ヵ月後の継続率はETNが62.5％であり，ADA53.6％，IFX49.1％に比べ高かった[11]。

おわりに

抗TNF製剤の中で受容体製剤であるETNは抗体製剤に比べ寛解中止が難しいとの認識があった。しかしながら近年寛解導入後の減薬や中止，あるいは中疾患活動性RA患者に対する低用量ETNによる治療効果に関する解析が進んでいる。歴史の長い薬剤であり，長期使用での有効性と安全性が確立した感があるが，新たな治療用量，方法によりさらに本剤の持つ特徴が引き出されることを期待したい。

文 献

1) Klareskog L, van der Heijde D, de Jager JP, et al：Therapeutic effect of the combination of etanercept and methotrexate compared with each treatment alone in patients with rheumatoid arthritis：double-blind randomised controlled trial. Lancet. 2004；363：675-81.

2) van der Heijde D, Klareskog L, Landewé R et al：Disease remission and sustained

halting of radiographic progression with combination etanercept and methotrexate in patients with rheumatoid arthritis. Arthritis Rheum 2007 ; 56 : 3928-39.
3) Emery P, Breedveld FC, Hall S et al : Comparison of methotrexate monotherapy with a combination of methotrexate and etanercept in active, early, moderate to severe rheumatoid arthritis (COMET) : a randomised, double-blind, parallel treatment trial. Lancet 2008 ; 372 : 375-82.
4) Emery P, Kvien TK, Combe B et al : Combination etanercept and methotrexate provides better disease control in very early (≤4 months) versus early rheumatoid arthritis (>4 months and <2 years) : post hoc analyses from the COMET study. Ann Rheum Dis 2012 ; 71 : 989-92
5) Singh JA, Furst DE, Bharat A, Curtis JR et al : 2012 update of the 2008 American College of Rheumatology recommendations for the use of disease-modifying antirheumatic drugs and biologic agents in the treatment of rheumatoid arthritis. Arthritis Care Res (Hoboken). 2012 ; 64 : 625-39.
6) Weinblatt ME, Bathon JM, Kremer JM et al : Safety and efficacy of etanercept beyond 10 years of therapy in North American patients with early and longstanding rheumatoid arthritis. Arthritis Care Res (Hoboken) 2011 ; 63 : 373-82.
7) Kameda H, Kanbe K, Sato E et al : Continuation of methotrexate resulted in better clinical and radiographic outcomes than discontinuation upon starting etanercept in patients with rheumatoid arthritis: 52-week results from the JESMR study. J Rheumatol 2011 ; 38 : 1585-92.
8) Smolen JS, Nash P, Durez P et al : Maintenance, reduction, or withdrawal of etanercept after treatment with etanercept and methotrexate in patients with moderate rheumatoid arthritis (PRESERVE) : a randomised controlled trial. Lancet 2013 ; 381 : 918-29.
9) エンブレル適正使用情報 Vol. 9
10) Hetland ML, Christensen IJ, Tarp U et al : All Departments of Rheumatology in Denmark. Direct comparison of treatment responses, remission rates, and drug adherence in patients with rheumatoid arthritis treated with adalimumab, etanercept, or infliximab : results from eight years of surveillance of clinical practice in the nationwide Danish DANBIO registry. Arthritis Rheum 2010 ; 62 : 22-32.
11) Marchesoni A, Zaccara E, Gorla R et al : TNF-alpha antagonist survival rate in a cohort of rheumatoid arthritis patients observed under conditions of standard clinical practice. Ann N Y Acad Sci 2009 ; 1173 : 837-46.

3 アダリムマブ

筑波大学医学医療系内科（膠原病・リウマチ・アレルギー）　講師　萩原　晋也
筑波大学医学医療系内科（膠原病・リウマチ・アレルギー）　講師　坪井　洋人
筑波大学医学医療系内科（膠原病・リウマチ・アレルギー）　教授　住田　孝之

製剤の概要

　アダリムマブ（adalimumab；ADA，ヒュミラ®）は，本邦では2008年4月に関節リウマチ（rheumatoid arthritis；RA）に対する承認が得られた，完全ヒト型抗TNF-αモノクローナル抗体である。本剤の作用機序は，可溶性TNF-αと結合し中和することに加え，TNF-α産生細胞上の膜結合型TNF-αとも結合し，産生細胞を破壊することが知られている。本剤は，Phage display library法，すなわちバクテリオファージを用いた遺伝子組み換え技術を利用して生成された。抗体成分の蛋白配列が完全ヒト由来であることを特徴とし，このため理論的には生体適合性が高いとされる。すなわち，キメラ型抗TNFモノクローナル抗体で懸念される，重篤なアナフィラキシー症状の発現が少ないことが期待される。

投与法

　本薬剤は，約14日間の血中半減期を有している。RAに対しては，2週間に1回40mg（0.8ml）皮下注射を行う。2009年7月より本薬剤は自己注射処方が可能となっており，患者は自宅で投与を行うことができる。このため，医療機関での投与が必須な点滴静注の製剤と比べ，患者側だけでなく医療者側の拘束時間も減らすことができる。通院のスケジュール調整も容易であり，結果としてコンプライアンスの向上につながることが期待できる。

　自己注射の導入に際しては，手技に対して患者自身が十分に理解していることが重要である。このため，医師は看護師，薬剤師と連携し指導にあたるが，解説のDVDやスターターキットを用いることでより確実に手技を学習させることができる。本薬剤は，注射時疼痛に配慮する必要があり，程度には個人差があるが，あまりに強い痛みを伴うと自己注射の妨げになる場合がある。針刺入時の疼痛については，キットの改善により注射針が細くなったことで，訴えを聞く頻度が少なくなった印象がある。一方，注入時の疼痛については，本薬剤のpHが弱酸性であることに起因していると考えられ，疼痛の訴えが強い場合には無理に自己注射とせず，慣れるまでは医療機関で投与するという選択肢も用意すべきである。

効果

　生物学的製剤の登場は，RAに対する治療に大きな変革をもたらした。今や，臨床的寛解，機能的寛解，そして構造的寛解を現実的な治療目標に据え，薬剤の選択を行うのが一般的である。すでに数々の報告が証明してい

表1 RAに対するアダリムマブの有効性

臨床試験名	対象RA患者	試験デザイン	試験期間	臨床的効果	関節破壊抑制効果	報告年文献
PREMIER (2-year results)	早期RA(発症3年以内,平均罹病期間0.7±0.8年) 1987年のACR基準を満たす MTX naive	二重盲検 Phase III ADA+MTX(N=268) vs ADA単独(N=274) vs MTX単独(N=257)	2年間	DAS28<2.6 達成率: ADA+MTX 49% ADA単独 25% MTX単独 25% 達成率は併用群で有意に高い (p<0.001)	m-TSS平均変化量は,単独群と比し併用群で有意に少ない	2006 1)
PREMIER (5-year results)	上記799例のうち,497例が移行 ADA+MTX(N=124) ADA単独(N=115) MTX単独(N=115) 移行後,1回以上ADA投与を受けた	オープンラベル試験 全群でADA投与可能とし,MTXは医師の判断で併用可能	5年間	完全寛解(DAS28<2.6, HAQ≦0.5, mTSS≦0.5 の全てを満たす)は,二重盲検時に併用群に割り付けられた群で多い	移行後のm-TSS平均変化量は,単独群と比し併用群で少ない傾向が継続する	2010 2)
HARMONY	established RA(平均罹病期間9.0±9.5年,1987年ACR基準を満たす,N=167) MTX併用率85.6%,経口ステロイド併用率41.3%	後ろ向き試験 多施設研究 ADA導入後52週の観察期間	1年間	DAS28<2.6 達成率: ADA+MTX 42.7% ADA単独 12.5% HAQ≦0.5 達成率: ADA+MTX 45.0% ADA単独 27.8%	ΔmTSS≦0.5 の達成率は59.8%	2011 4)
IMPROVED	発症早期RA(発症2年以内,ACR/EULAR 2010基準を満たす)あるいは分類不能関節炎(UA, ACR/EULAR 2010基準を満たさない)(合計N=610) 未治療	MTX,高用量PSLで治療開始し,4ヵ月後に寛解導入(DAS<1.6,早期寛解群)されなかった患者を,第1群(DMARD併用+少量PSL),第2群(ADA+MTX併用)に割り付け	1年間	1年後の寛解達成率は,早期寛解群で68%,第1群で25%,第2群で41%	未発表	2013 3)

ACR: American College of Rheumatology, ADA: adalimumab, MTX: methotrexate, PSL: prednisolone, HAQ: Health Assessment Questionnaire, TSS: total sharp score

る通り,発症早期からの治療介入が有効であることは間違いない。ADAについての代表的な臨床試験を表1にまとめた。

■ PREMIER study[1,2)]

発症3年以内(平均罹病期間0.7±0.8年)の早期RA患者(1987年RA分類基準を満たす)を対象にした研究であるが,2年経過時点での報告ではADA+Methotrexate(MTX)併用群はMTX単独群に対しDAS28<2.6達成率,m-TSS平均変化量なδの指標において有意に優れた結果を示した。注目すべきは5年経過時点での報告であり,各群ともADA投与を可能にして(MTXは医師の判断で併用可)さらに3年間の追跡調査を行ったものであるが,完全寛解(DAS28<2.6, HAQ≦0.5, ΔmTSS≦0.5 のすべてを満たす)を達成した割合は,二重盲検時にADA+MTX併用群に割り付けられた群で多かった。この結果は,発症早期からのADA導入までの期間が,長期にわたるRA患者の治療予後に影響することを示唆し

■ IMPROVED study[3]

発症早期RA患者（発症2年以内，2010年RA分類基準を満たす）あるいは分類不能関節炎（undifferentiated arthritis; UA, 2010年RA分類基準を満たさない）を対象にした研究である。PREMIER studyよりも，さらに早期のRAや関節炎を対象としている点に注目すべきである。初期治療に大量ステロイド，MTXを用い，4ヵ月経過時点で寛解導入（早期寛解群）が達成されていない患者を2群に分け，第1群ではMTX，ハイドロキシクロロキン，サラゾスルファピリジン，少量ステロイドの併用療法，第2群ではADAとMTXの併用療法を行った。8ヵ月時点で非寛解症例に対して，第1群ではADAとMTXの併用療法への切り替え，第2群ではADAの増量が行われた。1年の時点で，早期からADAを用いた第2群のほうが，寛解達成率は高かった。

■ HARMONY study[4]

established RA患者（平均罹病期間9.0±9.5年，1987年RA分類基準を満たす）を対象として国内で行われた後ろ向き研究である。Stage Ⅲ以上が51.5％と，関節破壊がすでに進行した患者群を対象とした研究と考えられ，他の生物学的製剤を含む治療歴をもつ患者も多く含まれていた。1年後のDAS28<2.6達成率は，PREMIER studyの結果と比しやや低い結果となったが，関節破壊の進行を認めなかった（ΔTSS≦0.5）患者の割合は59.8％と，優れた関節破壊抑制効果が示された。

■当科における手専用コンパクトMRIを用いた有効性評価

当科では，ADAを含めた生物学的製剤使用症例に関して，手専用コンパクトMRI（compacTscan®）を積極的に用いている。臨床的および機能的有効性評価，X線評価に加えて，MRIによる滑膜炎，骨髄浮腫，骨

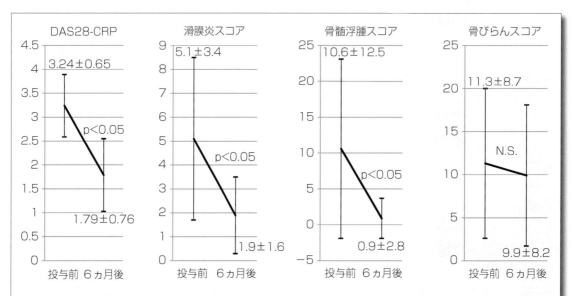

ADA開始前，開始後6ヵ月の時点で手専用コンパクトMRIによる評価を行えた5症例（平均罹病期間3.6年，全例MTX併用，1例でエタネルセプト投与歴あり，他の4例は生物学的製剤投与歴なし）の結果（平均±SD）。DAS28-CRPに加えて，滑膜炎，骨髄浮腫も有意な改善が得られた。MRI上の骨びらんに関しては，統計学的に有意ではなかったが，改善傾向であった。

図1 当科における手専用コンパクトMRIを用いたADAの有効性評価

びらんの評価を行い，生物学的製剤のより正確な有効性の評価を試みている。図1に，当科でADAを開始し，開始前，開始後6ヵ月の時点で手専用コンパクトMRIによる評価を行えた5症例（平均罹病期間3.6年，全例MTX併用，1例でエタネルセプト投与歴あり，他の4例は生物学的製剤投与歴なし）の結果を示す。DAS28-CRPに加えて，滑膜炎，骨髄浮腫も有意な改善が得られた（図2）。MRI上の骨びらんに関しては，統計学的に有意ではなかったが，改善傾向であった。

以上のように，ADAは発症早期RAからestablished RAまで，幅広いRAに対して，臨床的有効性に加えて，関節破壊抑制効果も示されている。ADAの効果を最大限に発揮するには，より発症早期に，MTXとの併用下での使用が望ましいことも明らかにされている。

副作用

わが国では，市販後全例調査[5]が行われ，ADAの有効性だけでなく，安全性に関しても貴重な情報が得られている。副作用は全例の27.3％でみられ，発生頻度が多いものとして投与部位反応（6.1％）がある。また，悪性疾患が2例（0.1％）でみられた。他の生物学的製剤と同じく，経口抗リウマチ薬にみられるような血液，肝，腎障害など諸臓器障害の出現が極端に少ないのが特徴である。また他の生物学的製剤と比較して，ADAに

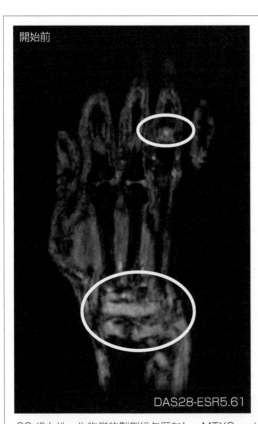
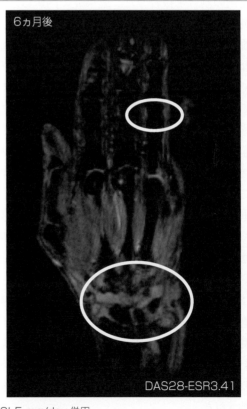

60歳女性，生物学的製剤投与歴なし，MTX8 mg /week，PSL5 mg/day 併用。
STIR法を用いて，ADA開始前，開始6ヵ月後の所見を比較した。
DAS28-ESRの推移と同調して，炎症部位を示唆する高信号域（滑膜炎，骨髄浮腫（○印）の改善を認めた。

図2　手専用コンパクトMRIの代表的所見

表2 Adalimumab 国内全例調査（N=3,000）

	ADR		Serious ADR		Infection		Serious infection	
	N	%	N	%	N	%	N	%
MTX								
no (N=1,018)	302	29.7	46	4.5	76	7.5	28	2.8
yes (N=1,982)	516	26.0[a]	78	3.9	157	7.9	45	2.3
Glucocorticoid								
no (N=849)	197	23.2	21	2.5	51	6.0	12	1.4
yes (N=2,151)	621	28.9[a]	103	4.8[a]	182	8.5[b]	61	2.8[b]

MTX: methotrexate, ADR: adverse drug reaction
a: p＜0.01, b: p＜0.05 (compared with no MTX or no glucocorticoids; chi-square test)

（文献5より引用改変）

特異的な注意すべき副作用は認められなかった。

最も注意すべき副作用は感染症である。表2に、感染症および重篤な感染症をきたした症例の割合を抜粋した。感染症の内訳は、肺炎、結核菌感染症、ニューモシスチス肺炎、敗血症、真菌症、非定型抗酸菌症、帯状疱疹などである。重篤な感染症は73例（2.4％）でみられた。MTX併用の有無で2群に分けて比較すると、両群間で感染症および重篤な感染症の発生頻度に差はなく、MTXは感染症の発生のリスクにはならないことが示された。一方で、ステロイドに関しては、併用群において、副作用、重篤な副作用、感染症、重篤な感染症のすべての発生頻度が有意に高く、さらにステロイドの用量に比例して頻度は上昇する傾向であった。グルココルチコイドを12.5 mg/day以上併用した群では、13.3％に重篤な感染症の合併がみられた。多重ロジスティック回帰分析では、重篤な副作用のリスクファクターとして、年齢65歳以上、糖尿病の既往もしくは合併、間質性肺炎の既往もしくは合併、ステロイドの併用が抽出された。

以上の結果から、感染症予防の観点からは、ステロイドの併用はできるだけ避けるほうが有利であると考えられる。やむをえずステロイドの併用を要する患者には、予防内服（イスコチン、ST合剤）の使用も積極的に考慮すべきである。

他の薬剤との併用

表1に示した各研究では、MTX併用群のほうがADA単独群よりも治療成績が良好であった。前述のように、MTXの併用は感染症の合併には関与しない可能性が高く、MTX使用が不可能な場合（活動性の高い間質性肺炎の合併等）を除き、MTX併用下でのADA導入が望ましいと考えられる。

抗アダリムマブ抗体（anti-adalimumab antibody; AAA）は、アダリムマブに対する中和抗体であり、血清アダリムマブ濃度を低下させるため、薬剤の有効性を減弱させる可能性がある[6]。AAAの発現は、重篤な副作用の発生には関与しないが、投与部位反応はAAA陽性群で高率にみられる[7]。MTX併用例では、このAAAが低下することが知られている[8]。長期的な継続使用の観点からも、ADAにはMTXが併用されるべきであろう。

おわりに

ADAは、特に発症早期から導入された場合に高い効果が期待できる。また、MTXの併用は感染症の発生率を上げることなく、寛

解達成率を上げるため,積極的に併用されるべきである.

文献

1) Ferdinand C. Breedveld et al : The PREMIER study : A multicenter, randomized, double-blind clinical trial of combination therapy with adalimumab plus methotrexate versus methotrexate alone or adalimumab alone in patients with early, aggressive rheumatoid arthritis who had not had previous methotrexate treatment. Arthritis Rheum 2006 ; 54 : 26-37.
2) van der Heijde D et al : Disease Activity, Physical Function, and Radiographic Progression After Longterm Therapy with Adalimumab Plus Methotrexate : 5-Year Results of PREMIER. J Rheumatol 2010 ; 37 : 2237-2246.
3) L Heimans et al : A two-step treatment strategy trial in patients with early arthritis aimed at achieving remission : the IMPROVED study. Ann Rheum Dis 2013 (on line first)
4) Takeuchi T, et al : Effectiveness and safety of adalimumab in Japan patients with rheumatoid arthritis : retrospective analyses of data collected during the first year of adalimumab treatment in routine clinical practice (HARMONY study). Mod Rheumatol 2012 ; 22 : 327-338.
5) Takeo Koike et al : Safety and effectiveness of adalimumab in Japanese rheumatoid arthritis patients : postmarketing surveillance report of the first 3,000 patients. Mod Rheumatol 2012 ; 22 : 498-508.
6) Geertje M Bartelds et al : Clinical response to adalimumab : relationship to antiadalimumab antibodies and serum adalimumab concentrations in rheumatoid arthritis. Ann Rheum Dis 2007 ; 66 : 921-926.
7) Miyasaka N : CHANGE Study Investigators : Clinical investigation in highly disease-affected rheumatoid arthritis patients in Japan with adalimumab applying standard and general evaluation : the CHANGE study. Mod Rheumatol 2008 ; 18 : 252-262.
8) Krieckaert CL et al : Methotrexate reduces immunogenicity in adalimumab treated rheumatoid arthritis patients in a dose dependent manner. Ann Rheum Dis 2012 ; 71 : 1914-1915.

第2章　関節リウマチ治療における各種生物学的製剤の基礎知識

4 トシリズマブ

地方独立行政法人堺市立病院機構　市立堺病院　腎代謝免疫内科　**中林　晃彦**
大阪大学大学院医学系研究科　呼吸器免疫アレルギー内科　准教授　**緒方　篤**

製剤の概要

　トシリズマブは日本で開発された IgG1 サブクラスのヒト化抗ヒトインターロイキン 6 (IL-6) レセプターモノクローナル抗体である。IL-6 は，1986 年に岸本らによって，その遺伝子がクローニングされ，その後，肝臓での急性炎症蛋白の誘導（CRP, SAA, フィブリノーゲン増加），巨核球の成熟化による血小板増多，T 細胞活性化による滑膜組織への浸潤，B 細胞活性化によるリウマチ因子やガンマグロブリン産生，破骨細胞活性化による骨吸収等，非常に多様な生理作用を有し，また TNF-α と同様，関節リウマチ（RA）の病態形成に重要な役割を果たしていることが示された。

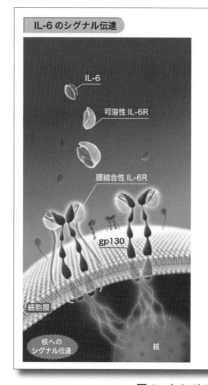
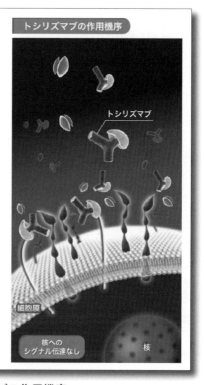

図1　トシリズマブの作用機序

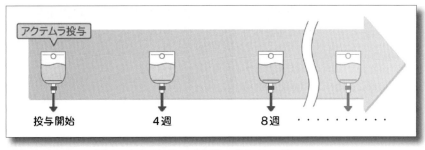

図2　トシリズマブ点滴の投与スケジュール

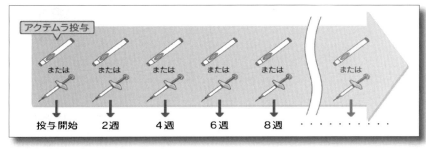

図3　トシリズマブ皮下注射の投与スケジュール

　IL-6は，膜結合性あるいは可溶性のIL-6受容体（IL-6R）と結合し，その複合体がgp130と結合し細胞内に信号を伝達する。トシリズマブは，膜結合性IL-6Rと可溶性IL-6Rの両方に結合することによりIL-6の信号伝達を抑制する（図1）。

　トシリズマブは，2008年4月に世界に先がけて日本でRAに対する治療薬として承認された。欧州では，2009年1月に1種類以上の抗リウマチ薬（DMARD）またはTNF阻害薬を用いた治療では十分な効果が認められない，あるいは忍容性の低いRAの治療薬として承認され，米国では2010年1月に1種類以上のTNF阻害剤で十分な効果が得られない中等度から重度の活動性を有する成人のRAに承認され，2012年10月には1種類以上のDMARD治療で効果不十分な中等度から重度の活動性を有する成人のRAへの使用も認められている。さらに2013年5月トシリズマブ皮下注製剤は，日本において承認された。

投与方法

適応：既存治療で効果不十分な関節リウマチ
トシリズマブ点滴静注用は通常，トシリズマブ8 mg/kgを4週間に1回，生食100 mLに希釈して1時間かけて点滴静注する（図2）。

　またトシリズマブ皮下注は通常，成人にはトシリズマブ162 mgを2週に1回，皮下注射する（図3）。

効果

　世界で行われた主要な7本の第Ⅲ相試験によりトシリズマブの有効性は検証され（表1），また患者背景を問わない実臨床における有効性も多くの報告で確認されている[1]。これらの報告において，トシリズマブは関節の腫脹疼痛といった臨床症状の改善のみならず，関節破壊の進行抑制，HAQの改善も期待できることが示された。日本におけるトシリズマブの全例調査によると，28週時点のDAS28寛解率は47.6％（2,260/4,745例）

表1　トシリズマブの主要な第Ⅲ相試験

	単独療法	併用療法
MTX使用歴なし	AMBITION(2010)	
DMARDs効果不十分	SAMURAI(2007)	TOWARD(2008)
MTX効果不十分	SATORI(2009)	OPTION(2008) LITHE(2011)
TNF阻害薬効果不十分		RADIATE(2008)

と非常に良好であった[2]。

　通常，トシリズマブ投与開始後CRPや赤沈等の炎症所見は速やかに正常化するが関節症状の改善はやや遅れる傾向があり，ACR20達成率は3ヵ月ほどでピークに達する。トシリズマブが有効血中濃度である$1\mu g/mL$を達成していればCRPは陰性化しIL-6の作用が抑制できていることがわかる。しかしCRPと関節症状が解離する場合があるので，トシリズマブ使用下ではCRPだけで有効性を判断してはいけない。またトシリズマブはIL-6の産生を直接抑制しないので，トシリズマブ開始直後はむしろ一過性に血中IL-6濃度が上昇する。継続投与していると活性化した免疫が沈静化するので次第に血中IL-6濃度が低下してくるが，IL-6濃度が上昇している時期にトシリズマブを中止すると症状が再燃する可能性がある。IL-6の中和によるみかけの炎症の改善ではなく，リウマチの病態に係わる免疫異常の沈静化がトシリズマブの真の効果と考えられるので継続投与することが重要である。

　トシリズマブは二次無効が少なく継続率は良好であると報告されている。直接比較した報告は少ないが，他の生物製剤に比較しても良好な継続率であることが報告されている[3]。トシリズマブのバイオフリーの可能性についての結論は出ていない。トシリズマブ単剤療法からの薬剤中止を試みた本邦のDREAM試験では，トシリズマブを中止しても，再燃なく1年以上維持できた患者は10-20％程度であった[4]。ただし再燃してもトシリズマブを再投与すると効果は速やかに回復している[5]。IL-6が陰性化し，MMP-3を正常化させると寛解を維持しやすいとされている。この試験ではMTXの併用がなかったのでトシリズマブ中止後の抗リウマチ薬の使用はなかった。つまり，バイオフリーではなくドラッグフリーという，より高いハードルであったため再燃が多かった可能性がある。よって，トシリズマブ中止後に抗リウマチ薬を使用すればもう少し寛解維持率が高くなる可能性はある。

　皮下注射に関しては日本におけるMUSASHI試験で点滴に対する非劣性がMTX非併用下において証明された[6]。有効性は点滴と皮下注射でほとんど変わらないが，体重が60-70kg以上あると点滴より効果が落ちる可能性が指摘されている。一方体重が50kg未満の場合皮下注射のほうが点滴より有効性が高くなる傾向があった。これは皮下注射が体重に係わらず同一用量の投与となるからであると考えられる。海外で行われたBREVACTA試験ではMTXを併用して行われたが，体重100kgまでは体重による効果に差はなかったので，MTXを併用すれば高体重でも有効性がより維持しやすくなる可能性がある[7]。

副作用（表2）

　2012年5月に全例調査の結果が出たのでここに紹介する[2]。全症例7,901例における副作用の発現率は38.0％（3,001/7,901例），重篤な副作用は7.5％（589/7,901例）であった。感染症に分類される副作用発現率は10.0％（793/7,901例）で，うち重篤感染症が3.6％（284/7,901例）に認められた。感染症の部位別に確認したところ，呼吸器感染症が最も多く感染症副作用のうち48.6％（468/962件），次いで皮膚感染症が24.7％

表2 トシリズマブの副作用

事象	例数（％） n＝7901
全副作用	3001（38.0％）
（重篤例）	589（ 7.5％）
感染症	793（10.0％）
（重篤例）	284（ 3.6％）
消化管穿孔	11（ 0.1％）
心機能障害	43（ 0.5％）
間質性肺炎	35（ 0.4％）
肝機能障害	620（ 7.8％）

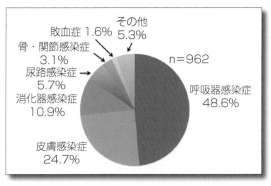

図4 トシリズマブの部位別感染症

(238/962件)，消化器感染症が10.9％(105/962件)であった（図4）。呼吸器感染症では肺炎が最も多く25.2％（118/468例）認められた。重篤な感染症発現の危険因子として，高齢者（65歳以上），罹病期間10年以上，呼吸器疾患の既往・合併，併用された副腎皮質ステロイドの1日平均投与量が5 mgを超える患者等が抽出され，これらのリスクを持つ場合は重篤な感染症の発現に注意が必要であることが確認された。また重篤な呼吸器感染症発現の危険因子として，男性，低体重（40 kg未満），罹病期間10年以上，呼吸器疾患の既往・合併を有する患者などが抽出されている。

トシリズマブにおいて最も多い副作用は感染症であるが，他の生物製剤と同様であり特に違いはない。ただしトシリズマブはCRPの産生を直接的に抑制することから，感染症を発症してもCRPが上昇しにくく，また患者の発熱や倦怠感も出にくいため，重症化するまで発見が遅れることがある。したがって，感染症の初期症状には十分に注意し，早期に対応することが重要である。結核は多くないが，TNF阻害薬と同様に予防に努めるべきであり，インフルエンザや肺炎球菌ワクチンなども必要に応じて予防接種するべきである。

特殊な有害事象として消化管穿孔がトシリズマブ投与で多いとされている。頻度は高くないが，腸管憩室などのリスクのある患者で腸管感染症などを起こした場合に注意が必要である。検査値異常として，白血球減少やコレステロールの増加がしばしば認められる。肝機能障害も比較的多い検査値異常である。

皮下注射においての安全性のプロフィールは基本的に点滴と同じであるが，皮下注射部位の発赤などの投与部位反応が多く見られる[6]。点滴に比べて皮下注射では抗トシリズマブ抗体の出現頻度が高くなる傾向も指摘されている。しかし，投与部位反応は軽微であり投与中止に至ることはなく，アナフィラキシーなどの全身反応はトシリズマブではもともと多くないが，皮下注射では点滴よりさらに少ない。中和抗体は有効性や副作用との明らかな相関がないので現在のところその意義は不明である。

妊娠に関する安全性は確立していない。奇形の増加はないが流産増加のリスクがあるので，妊娠が発覚すればその時点で投与を中止するほうが無難である。手術に関しては術後合併症や術後感染のリスクに注意が必要である[8]。トシリズマブ治療開始直後はIL-6が一過性に増加し，不安定な状態であるので，治療開始後半年以降の安定期か，治療開始前に手術を計画するべきである。また手術を行う時期としてはトシリズマブ投与間隔の中間が一般的である。

他の薬剤との併用

　トシリズマブの特徴の一つとしてMTXの必要性が低いことがあげられる。日本で行われたSATORI試験はトシリズマブ単剤とMTX（8 mg/週）単剤を比較しているが，24週でのACR20はトシリズマブ単剤群80.3％，MTX単剤群25.0％であった[9]。これはTEMPO試験におけるエタネルセプト[10]，PREMIA試験におけるアダリムマブ[11]など単剤ではMTXに対する優位性を示すことができなかったTNF阻害薬との大きな違いである。また実臨床下で行われたACT-RAY試験やSURPRISE試験においてもトシリズマブ単剤とMTX併用の比較で単剤の有効性がMTX併用に遜色ないことが示されている[12,13]。一方で，どちらの試験においても，関節破壊抑制効果ではMTX併用の方がやや良好であった[13,14]とされているのでMTX併用によるプラスアルファの効果はあるかもしれない。

　一方でトシリズマブ単剤とアダリムマブ単剤の比較試験であるADACTA試験においては単剤であればトシリズマブはTNF阻害薬より有効性が高いことが示されている[15]。2013年ヨーロッパリウマチ学会においてはTNF阻害薬と並列でトシリズマブは生物製剤の第一選択として推奨されるとともにMTXが併用できない場合には特にトシリズマブを選択することが推奨された[16]。

まとめ

　2012年4月にトシリズマブの薬価が25％下がり，さらに2013年5月からトシリズマブの皮下注製剤が使用可能となり，患者一人ひとりの経済状況やライフスタイルにあわせていろいろな使用法が選択できるようになった。現在トシリズマブと同じIL-6を標的にした生物製剤の開発が複数進行しており，IL-6阻害薬はTNF阻害薬と同様に今後ますます重要になると思われる。

文　献

1) Ogata A, Yoshida Y, Morishima A, Kumanogoh A, and Tanaka T：IL-6 Targeting Strategy for Rheumatoid Arthritis. Chapter 3, "Interleukin-6：Genetics, Clinical Applications and Role in Disease", (PP. 111-150) Edted by D'Aquino J and Edward N. DeVito EN. Nova Science Publishers Inc. March 2013.

2) アクテムラ点滴静注用　80 mg 200 mg 400 mg　全例調査　最終報告「関節リウマチ」「多関節に活動性を有する若年性特発性関節炎」

3) Hishitani Y, Ogata A, Shima Y, Hirano T, Ebina K, Kunugiza Y, Shi K, Narazaki M, Hagihara K, Tomita T, Yoshikawa H, Tanaka T, Kumanogoh A：Retention of tocilizumab and anti-tumour necrosis factor drugs in the treatment of rheumatoid arthritis. Scand J Rheumatol. 2013；42(4)：253-259.

4) Nishimoto N, Amano K, Hirabayashi Y, Horiuchi T, Ishii T, Iwahashi M, Iwamoto M, Kohsaka H, Kondo M, Matsubara T, Mimura T, Miyahara H, Ohta S, Saeki Y, Saito K, Sano H, Takasugi K, Takeuchi T, Tohma S, Tsuru T, Ueki Y, Yamana J, Hashimoto J, Matsutani T, Murakami M, Takagi N：Drug free REmission/low disease activity after cessation of tocilizumab (Actemra) Monotherapy (DREAM) study. Mod Rheumatol. 2014 Jan；24(1)：17-25.

5) Nishimoto N, Amano K, Hirabayashi Y, Horiuchi T, Ishii T, Iwahashi M, Iwamoto M, Kohsaka H, Kondo M, Matsubara T, Mimura T, Miyahara H, Ohta S, Saeki Y, Saito K, Sano H, Takasugi K, Takeuchi T, Tohma S, Tsuru T, Ueki Y, Yamana J, Hashimoto J, Matsutani T, Murakami M, Takagi N：Retreatment efficacy and safety of tocilizumab in patients with rheuma-

toid arthritis in recurrence (RESTORE) study. Mod Rheumatol. 2014 Jan；24（1）：26-32.

6) Ogata A, Tanimura K, Sugimoto T, Inoue H, Urata Y, Matsubara T, Kondo M, Ueki Y, Iwahashi M, Tohma S, Ohta S, Saeki Y, Tanaka T：Musashi Study Investigators. Phase III study of the efficacy and safety of subcutaneous versus intravenous tocilizumab monotherapy in patients with rheumatoid arthritis. Arthritis Care Res (Hoboken). 2014 Mar；66（3）：344-354.

7) Kivitz A, Olech E, Borofsky M, Zazueta BM, Navarro-Sarabia F, Radominski SC, Merrill JT, Rowell L, Nasmyth-Miller C, Bao M, Wright S, Pope JE：Subcutaneous tocilizumab versus placebo in combination with disease-modifying antirheumatic drugs in patients with rheumatoid arthritis. Arthritis Care Res (Hoboken). 2014 Nov；66（11）：1653-1661.

8) Momohara S, Hashimoto J, Tsuboi H, Miyahara H, Nakagawa N, Kaneko A, Kondo N, Matsuno H, Wada T, Nonaka T, Kanbe K, Takagi H, Murasawa A, Matsubara T, Suguro T：Analysis of perioperative clinical features and complications after orthopaedic surgery in rheumatoid arthritis patients treated with tocilizumab in a real-world setting: results from the multicentre TOcilizumab in Perioperative Period (TOPP) study. Mod Rheumatol. 2013；23（3）：440-449.

9) Nishimoto N, Miyasaka N, Yamamoto K, Kawai S, Takeuchi T, Azuma J, Kishimoto T：Study of active controlled tocilizumab monotherapy for rheumatoid arthritis patients with an inadequate response to methotrexate (SATORI): significant reduction in disease activity and serum vascular endothelial growth factor by IL-6 receptor inhibition therapy. Mod Rheumatol. 2009；19（1）：12-19.

10) Klareskog L, van der Heijde D, de Jager JP, Gough A, Kalden J, Malaise M, Martín Mola E, Pavelka K, Sany J, Settas L, Wajdula J, Pedersen R, Fatenejad S, Sanda M：TEMPO (Trial of Etanercept and Methotrexate with Radiographic Patient Outcomes) study investigators. Therapeutic effect of the combination of etanercept and methotrexate compared with each treatment alone in patients with rheumatoid arthritis: double-blind randomised controlled trial. Lancet. 2004；363（9410）：675-681.

11) Breedveld FC, Weisman MH, Kavanaugh AF, Cohen SB, Pavelka K, van Vollenhoven R, Sharp J, Perez JL, Spencer-Green GT：The PREMIER study: A multicenter, randomized, double-blind clinical trial of combination therapy with adalimumab plus methotrexate versus methotrexate alone or adalimumab alone in patients with early, aggressive rheumatoid arthritis who had not had previous methotrexate treatment. Arthritis Rheum. 2006；54（1）：26-37.

12) Dougados M, Kissel K, Sheeran T, Tak PP, Conaghan PG, Mola EM, Schett G, Amital H, Navarro-Sarabia F, Hou A, Bernasconi C, Huizinga TW：Adding tocilizumab or switching to tocilizumab monotherapy in methotrexate inadequate responders: 24-week symptomatic and structural results of a 2-year randomised controlled strategy trial in rheumatoid arthritis (ACT-RAY). Ann Rheum Dis. 2013；72（1）：43-50.

13) Takeuchi T, Kaneko Y, Atsumi T, Tanaka Y, Inoh M, Kobayashi H, Amano K, Miyata M, Murakawa Y, Fujii T, Kawakami A, Yamanaka H, Yamamoto K, Miyasaka N, Mimori T, Tanaka E, Nagasawa H, Yasuoka H, Hirata S：Clinical and radiographic effects after 52-week of adding tocilizumab or switching to tocilizumab in RA patients with inadequate response to methotrexate: results from a prospective randomized controlled study (SUR-

14) Dougados M, Kissel K, Conaghan PG, Mola EM, Schett G, Gerli R, Hansen MS, Amital H, Xavier RM, Troum O, Bernasconi C, Huizinga TW: Clinical, radiographic and immunogenic effects after 1 year of tocilizumab-based treatment strategies in rheumatoid arthritis: The ACT-RAY study. Ann Rheum Dis. 2014 May; 73 (5): 803-809.
15) Gabay C, Emery P, van Vollenhoven R, Dikranian A, Alten R, Pavelka K, Klearman M, Musselman D, Agarwal S, Green J, Kavanaugh A: ADACTA Study Investigators. Tocilizumab monotherapy versus adalimumab monotherapy for treatment of rheumatoid arthritis (ADACTA): a randomised, double-blind, controlled phase 4 trial. Lancet. 2013; 381 (9877): 1541-1550.
16) Smolen JS. EULAR RA: management recommendations 2013: what is new? Presented at EULAR 2013 Madrid.

(The list begins with an entry ending:) PRISE study). Ann Rheuma Dis 2014; 73 (suppl 2) 686.

第2章 関節リウマチ治療における各種生物学的製剤の基礎知識

5 アバタセプト

東京大学医学部　アレルギーリウマチ内科　教授　**山本　一彦**

◆アバタセプトの概要

　抗原特異的免疫応答における抗原提示に際しては，T細胞受容体（T cell receptor; TCR）による抗原認識とともに，第二のシグナル（副刺激）として恒常的に発現しているCD28が抗原提示細胞上のCD80/86と相互しT細胞が活性化される。しかし，この活性がピークに達すると，より高い親和性をもつCTLA-4の発現が上昇し，これがCD80/86に結合することによりCD28の結合を阻害することで活性化を抑制する。CTLA-4は休止時のT細胞には発現しておらず，活性化後約2日で発現が観察される。ただし，CD4陽性CD25陽性FOXP3陽性の制御性T細胞では，恒常的にCTLA-4の発現がみられるのが特徴である[1]。また，CTLA-4欠損マウスで生じる自己免疫現象は，マウスのアバタセプトの相当するCTLA4-Igの投与か[2]，CD80とCD86の欠損マウスとの交配で回避できることから[3]，CTLA-4の役割はCD28のシグナルを制御することであると考えられてきている。CTLA-4はCD4陽性T細胞とCD8陽性T細胞に発現しているが，その機能はCD4陽性T細胞でより重要であろうと考えられている。制御性T細胞での役割については，十分に解明されていない。

　ヒトのCTLA-4-Igであるアバタセプトは，これらの研究成果をもとに，T細胞上のCD28と抗原提示細胞上のCD80/86との結合を阻害することで，T細胞の活性化を抑制することを目的として開発された。アバタセプトは免疫グロブリンIgG1のFc部分とCTLA-4の細胞外部分との融合蛋白であり，CD80/86分子と高い親和性で結合することから，CD28がCD80/86分子に結合することを阻害する作用がある。アバタセプトは遺伝子組み換え融合蛋白質で，1～125番目はヒトCTLA-4分子であり，126～358番目はヒトIgG1に由来する改変型Fc領域からなり，その131，137，140および149番目のアミノ酸残基がSerに置換され，Fc部分が補体の活性化やFc受容体との結合をしないように修飾されている。チャイニーズハムスター卵巣細胞により産生され，358個のアミノ酸残基からなるサブユニット2分子から構成される糖蛋白質（分子量：約92,000）である。

　CD28による刺激はナイーブT細胞とメモリーT細胞の両者に重要ではあるが，よりナイーブT細胞で強く働いている。CD28はナイーブT細胞の活性化に最も重要な副刺激分子である。また，CD28とCTLA-4は制御性T細胞の分化にも重要な働きをしており，上述のようにCTLA-4の発現は制

御性T細胞の抑制機能に重要な働きをしている。すなわち，CTLA-4-IgによるCD80/86の阻害は，CD28を介した副刺激抑制だけでなく，それ以外の抑制性のシグナルにも影響する可能性がある。さらに，CD80とCD86が，自己免疫の局面で異なる方向に働いている状況も指摘されており，アバタセプトは，より複雑なメカニズムで作用する可能性があると考えられている。

投与法

既存治療で効果不十分なRAが対象である。日本リウマチ学会では，既存の抗リウマチ薬の通常量を3ヵ月以上継続して使用してもコントロール不良のRA患者で，コントロール不良の目安として，疼痛関節数6関節以上，腫脹関節数6関節以上，CRP 2.0 mg/dL以上あるいはESR 28 mm/hr以上を満たすことが望ましいとしている[4]。さらに，日和見感染に対する安全性を配慮して，末梢血白血球 4000/mm^3 以上，末梢血リンパ球数 1000/mm^3 以上，血中β-D-グルカン陰性を満たすことが望ましい。投与は，体重別の用量として60 kg以下で500 mg（2バイアル），60〜100 kgで750 mg（3バイアル），100 kg以上で1000 mg（4バイアル）を日局生理食塩液（100 mL）で希釈し，30分かけて点滴静注する。初回投与後，2週後，4週後に投与し，以後4週間隔で投与を継続する。

アバタセプトの有効性

アバタセプトの臨床効果はTNF阻害療法と同等と考えられ，事実，標準治療量のインフリキシマブに比較すると，アバタセプトのほうが優れていたという報告がある。反応は通常サイトカインの阻害より緩徐で，多くは約1ヵ月後に見られ4ヵ月後にはACRコアセットのすべての項目で改善が見られる。反応した患者への治療効果は継続することが多く，阻害抗体の出現による2次無効は少ない。骨破壊抑制効果はTNF阻害療法に及ばないが，確実にあり，機能損失を避けるには十分であろうとの考え方もある。

アバタセプトはメトトレキサート（MTX）への反応が十分でない早期の患者への最初に行うべき選択としても考えられており，その他，1種類かそれ以上のTNF阻害療法に抵抗性の患者にも適応があると考えられている。下記に幾つかの代表的な臨床試験の結果を記載する。

■ AIM試験：(Abatacept in Inadequate Responders to Methotrexate)[5]

MTXに抵抗性のRA患者を対象とした，アバタセプト群 10 mg/kg＋MTXとプラセボ＋MTXの1年間のランダム化比較試験（第Ⅲ相）。6ヵ月目のACR20改善率はアバタセプト群で67.9%，プラセボ群で39.7%であり，1年目にはアバタセプト73.1%とさらに効果が上がっていたが，プラセボは変化がなかった。さらにAIM試験からの長期延長試験で，5年にわたりACRの改善スコアが維持されることが明らかにされている。投与継続率は高く5年間で72.4%であり，効果不十分により中止は5%であった。Sharpスコアによる関節破壊の抑制も5年間にわたり維持されていた。TNF阻害薬に比べては関節破壊抑制は強くないが，半数は5年間で破壊の進行が見られなかった。

■ ATTAIN試験：(Abatacept Trial in Treatment of Anti-TNF Inadequate Responders)[6]

TNF阻害薬を3ヵ月以上投与しても効果が不十分なRA患者に対して，6ヵ月間アバタセプトまたはプラセボに抗リウマチ薬を併用した第Ⅲ相試験。ACR 20, 50, 70改善率は，アバタセプト群で50.4%，20.3%，10.2%で，プラセボ群の19.5%，3.8%，

1.5％であり，TNF抵抗性患者に対する有効性が示された．

■ AGREE 試験：(Abatacept Study to Gauge Remission and Joint Damage progression in Methotrexate Naïve Patients with Early Erosive Rheumatoid Arthritis)[7]

発症2年以内で骨びらんを有しリウマトイド因子と抗シトルリン化蛋白抗体（ACPA）のどちらかまたは両者が陽性のRA患者を対象とした，アバタセプト＋MTXまたはプラセボ＋MTXの1年間の比較試験．1年後のDAS28/CRPが2.6以下の寛解はアバタセプトが41.4％，プラセボ群が23.3％であり，さらに長期オープンラベル試験では，アバタセプトにより寛解率は55.2％とさらに上昇した．Genant-modified Sharp scoreによる評価では，1年後にアバタセプト群は0.63，プラセボ群は1.06であり，関節破壊の進行が抑制された．

■ ATTEST 試験 (Abatacept or Infliximab vs placebo, a Trial for Tolerability, Efficacy and Safety in Treating rheumatoid arthritis)[8]

MTX抵抗性のRA患者を対象としたアバタセプト＋MTX群，インフリキシマブ（3 mg/kg）＋MTX群，プラセボ＋MTX群の3群間の比較．6ヵ月後のDAS28/ESRの変化はアバタセプト群が－2.53，インフリキシマブ群が－2.25であり，プラセボ群の－1.48に比較して有意な活動性の抑制が観察された．さらに1年後にはアバタセプト群が－2.88，インフリキシマブ群が－2.25であり，DAS28/ESRの2.6以下の寛解は6ヵ月後，1年目それぞれ，アバタセプト群が11.3％，18.7％インフリキシマブ群は12.8％，12,2％であり，アバタセプト群が1年目にはやや勝ることが示された．

■ ADUJUST 試験 (Abatacept study to determine the effectiveness in preventing the development of rheumatoid arthritis in patients with Undifferantiated inflammatory arthritis and to evaluate Sfety and Tolerability)[9]

ACPA陽性で2箇所以上の滑膜炎を有し，かつ1987年のACR分類基準を満たさない診断未確定関節炎患者を対象に，アバタセプト単独またはプラセボを6ヵ月投与して中止，1年後にACR分類基準でRAと診断された割合を比較した試験．アバタセプトは46.2％でプラセボは66.7％であり，また，関節破壊はGenant-modified Sharp scoreで，アバタセプト群は0，プラセボ群は1.1であり，アバタセプトは早期RAや診断未確定関節炎などの関節破壊進行を抑制し，その効果は治療中止後も維持されることが明らかになった．

アバタセプトの安全性

副作用に関しては，臨床試験のコックラン・レビューによると，TNF阻害薬に比べて，重篤な副作用が少ないと報告されている[10]．合併症によりTNF阻害療法が使えない患者にも適応があるとされている．すなわち，アバタセプトは重篤な副作用と主な感染症が少ないことが特徴である．AIM試験の2年間の臨床試験で，副作用はプラセボと同等であった．8つのトライアル合計4,150人の解析では，ダブルブラインド試験では入院を要する感染はアバタセプトで3.05/100pt-yに対してプラセボでは2.15/100pt-yであり，オープンラベル試験と合わせるとアバタセプトで2.73/100pt-yであり，アバタセプトを使用し続けても感染の割合は増加しないことが示されている[11]．

初期に懸念された肺癌の増加は，証明されなかった．今までの報告では全悪性腫瘍，乳癌，直腸大腸癌，肺癌，リンパ腫のどれも，

RA患者の頻度と差異はなかった[12]。自己免疫疾患を誘導する頻度はアバタセプトで1.4％，プラセボで0.8％とやや高く，乾癬，シェーグレン症候群などが記載されているが，いずれも軽症か中等症であった[11]。早期例に対しては，AGREE試験ではアバタセプト群とプラセボ群で1年間の重篤な有害事象（7.8％，7.9％），重篤な感染症（2.0％，2.0％），自己免疫疾患（2.3％，2.0％），悪性腫瘍（0.4％，0％）で両者に差がなかった[7]。

ワクチンに対する影響は，T細胞依存性の破傷風ワクチンと依存性の少ない多糖類抗原である肺炎球菌ワクチンで検討され，確かにワクチンの効果は減弱するが，臨床的に問題になるほどの反応の低下ではないことが明らかにされた。アバタセプトに対する抗体産生が見られたのは3％以下であり，副作用との関係は見られなかった[13]。

アバタセプトと他のDMARDsとの併用試験（ASSURE試験）では，TNF阻害薬との併用で，TNF阻害薬のみ群と比較して，有害事象（95.1％対89.1％），重篤な有害事象（22.3％対12.5％），重篤な感染症（5.8％対1.6％）などが高かったことから，アバタセプトとTNF阻害薬の併用は行わないように注意喚起がされている。

マウスのCTLA-4-Igを用いた解析では，マウスのニューモシスティス，サイトメガロウイルス，結核に対する反応は変化なかったが，単純ヘルペスウイルスのモデルでは，生存とT細胞の活性化が抑制された。これらは，ヒトでの観察と同じで，プラセボ群ではHSVの感染が1.27/100pt-yなのに対して，アバタセプト群では2.192/100pt-yと若干増加していた[14]。

文献

1) Read S et al：J Exp Med 192：295-302, 2000
2) Tivol EA et al：J Immunol 158：5091-5094, 1997
3) Mandelbrot DA et al：J Exp med 189：435-440, 1999
4) 日本リウマチ学会ガイドラインより
5) Kremer JM et al：Ann Intern Med 144：865-876, 2006
6) Genovese MC et al：N Engl J Med. 353：1114-1123, 2005
7) Westhovens R et al：Ann Rheum Dis 68：1870-1877, 2009
8) Schiff M et al：Ann Rheum Dis 67：1096-1103, 2008
9) Emery P et al：Ann Rheum Dis 69：510-516, 2010
10) Sigh JA et al：The Cochrane Collaboration 2011
11) Smitten AL et al：Arthritis Rheum 58：S786, 2008
12) Simon TA et al：Ann Rheum Dis. 68：1819-1826, 2009
13) Khraishi M et al：Clin Ther 31：1855-1870, 2010
14) Haggerty HG et al：Arthritis Rheum 56：S701, 2007

6 ゴリムマブ

聖マリアンナ医科大学　リウマチ・膠原病・アレルギー内科　病院教授　山田　秀裕

ゴリムマブの概要

ゴリムマブ（以下GLM）はヒトIgG遺伝子トランスジェニックマウスにTNFαを免疫し得られたヒトIgG1クラス完全ヒト型抗TNFα抗体（分子量：約149,800）である[1,2]。半減期は約14日でアダリムマブと同様であるが、TNF-αへの結合性が高いため、4週間に1回の皮下投与間隔で済む。またファージディスプレイ法で作成されたアダリムマブと異なり、in vivoで作成された完全ヒト型抗体製剤であることから、中和抗体ができにくい特徴がある。国内臨床試験の結果、抗GLM抗体の出現率はメトトレキサート（MTX）併用時0％、非併用時4％と極めて低かった。

投与法

GLM50 mgを4週間に1回皮下注射する。効果不十分な場合、1回100 mgに増量可能である。国内臨床試験結果では、MTX非併用時は、50 mgより100 mgのほうが有効率が高かった（図1）ため、MTX非併用時は100 mgを4週間ごとに皮下注すること

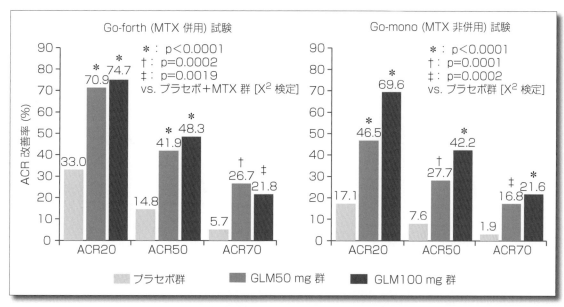

図1　国内臨床試験における24週後のACR改善率

が推奨されている。

一方，GLMの薬物動態試験において，投与開始4週間後のトラフ値は，100 mg 1回投与時より50 mgを0と2週後に投与した場合のほうが有意に高値であった。したがって，活動性の高い症例には100 mgを4週ごとに投与するよりも，50 mgを2週間ごとに数回投与し以後4週間ごとにするほうがより早く活動性を抑えられる可能性がある。また，中和抗体ができにくい特徴を利用すると，GLM投与にて活動性が低下したら50 mg皮下注射の投与間隔を5〜8週と延長することが可能であり，患者の経済的負担も軽減できる。

効果

GLMの国内臨床試験はMTX治療抵抗性の関節リウマチに対するMTXとの併用試験（GO-FORTH STUDY）[3]とDMARDs治療抵抗性の関節リウマチに対する単剤投与試験（GO-MONO STUDY）[4]があり，当初52週，現段階では104週のデータ集積が終了している。

■臨床症状・活動性に対する効果について

投与後24週のMTX併用試験ACR20達成率はGLM50 mg群，100 mg群共に70％を超えており，他生物学的製剤と遜色のない結果となっているが，単剤での試験では100 mg群は69.6％に比較し，50 mg群は46.5％に留まっているが，両群共にプラセボ群に比べ有意差がある。本試験結果により単剤での承認用量が100 mgとなった一因と考えられる（図1）。

またDAS28-CRPの臨床的寛解に至った割合（図2）は，MTX併用試験の24週時点で両群共に約50％に達成した。また単剤投与試験においても50 mg群で約20％，100 mg群で約25％の患者に臨床的寛解が達成された。

■関節破壊抑制効果について

MTX併用・非併用にかかわらずGLMは50 mg・100 mg両群ともプラセボ群より有意に手足の関節破壊の進行を抑制した。52週後に関節破壊が進行した症例の比率は，プラセボ群，GLM50 mg，100 mg群におい

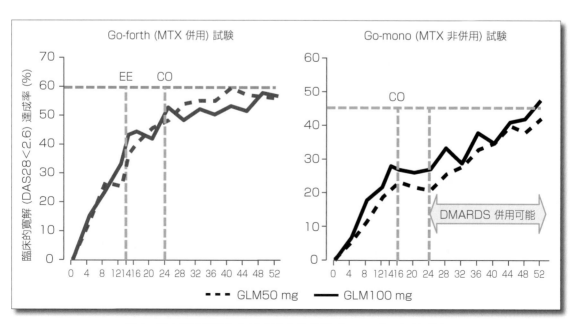

図2　国内臨床試験における臨床的寛解（DAS28＜2.6）達成率

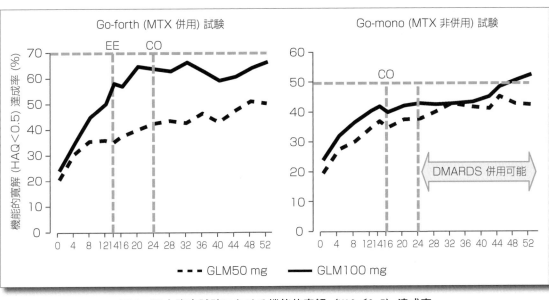

図3 国内臨床試験における機能的寛解（HAQ＜0.5）達成率

表1 GLM国内臨床試験にて報告された有害事象

	Go-forth《MTX併用》―24週目―			Go-mono《単剤》―16週目―		
	プラセボ＋MTX群	GLM 50 mg＋MTX群	GLM 100 mg＋MTX群	プラセボ群	GLM 50 mg群	GLM 100 mg群
解析対象例数	88	86	87	105	101	102
有害事象数	67(76.1%)	70(81.4%)	72(82.8%)	67(63.8%)	63(62.4%)	61(59.8%)
重篤な有害事象	1(1.1%)	2(2.3%)	3(3.4%)	2(1.9%)	1(1.0%)	2(2.0%)
副作用	56(63.6%)	67(77.9%)	60(69.0%)	54(51.4%)	56(55.4%)	52(51.0%)
感染症および寄生虫症	36(40.9%)	35(40.7%)	30(34.5%)	22(21.0%)	23(22.8%)	27(26.5%)
重篤な感染症および寄生虫症	0	0	1(1.1%)	1(1.0%)	0	1(1.0%)
注射部位反応	7(8.0%)	8(9.3%)	10(11.5%)	7(6.7%)	8(7.9%)	8(7.8%)

て，MTX併用試験でそれぞれ34.1％，16.3％，11.5％，MTX非併用試験でそれぞれ41.9％，27.7％，18.6％であった。いずれの試験においても，プラセボと比較しGLM両投与群で有意に少なかった[5]。

■ QOL（HAQ）改善効果について

MTX併用試験では，24週時点において50 mg群では約40％，100 mg群では約60％がQOLの指標となる機能的寛解を達成している。ベースラインの患者背景に多少影響する部分はあるが，100 mg群にてレスポンスが早い結果となっている。また単剤投与試験では24週時点において50 mg群で約35％，100 mg群で約40％が機能的寛解を達成しており，こちらは用量による差異はない（図3）。

副作用

表1に，国内臨床試験でみられた副作用発現率を示す。主な有害事象は鼻咽頭炎，注射部位反応・紅斑，上気道炎，肝機能検査異

常など一般的な生物学的製剤と比較しても相違ないものであった。また，本製剤に特徴的な有害事象は今のところ示されていない。他の抗TNF-α抗体製剤と同様に感染症予防対策に留意すべきである。

他の薬剤との併用

MTX以外の古典的抗リウマチ薬との併用については報告はない。すべての生物製剤に共通するが，GLMと他の生物製剤やJAK阻害薬との併用は禁忌である。

結語

一般的に臨床的効果に関し生物製剤間で差はない。しかし，抗TNF-α抗体製剤はエタネルセプトと比較しバイオフリー寛解維持率が高い点で優れている。その中でもGLMは，中和抗体の出現率がインフリキシマブやアダリムマブに比べ極めて低いため，単剤投与が可能であり，かつ活動性が低下してからの投与間隔延長が可能である。また，投与量を50 mgまたは100 mgと増減可能な薬剤である。このように柔軟な特性を持つGLMを如何に有効かつ安全に使用するかは，それぞれの臨床医の腕にかかっている。

文 献

1) Shealy D, et al：Characterization of golimumab, a human monoclonal antibody specific for human tumor necrosis factor alpha. MAbs. 2010, 2：428-39.
2) 藤井秀二他：ゴリムマブ（シンポニー®）の薬理学的特徴および臨床試験成績．日薬理誌 141：275-285, 2013
3) Tanaka Y, et al：Golimumab in combination with methotrexate in Japanese patients with active rheumatoid arthritis：results of the GO-FORTH study. Ann Rheum Dis. 2012, 72：817-24.
4) Takeuchi T, et al：Golimumab monotherapy in Japanese patients with active rheumatoid arthritis despite prior treatment with disease-modifying antirheumatic drugs：results of the phase 2/3, multicentre, randomised, double-blind, placebo-controlled GO-MONO study through 24 weeks. Ann Rheum Dis. 2013, 72：1488-95.
5) シンポニー皮下注50 mg添付文書

第2章 関節リウマチ治療における各種生物学的製剤の基礎知識

7 セルトリズマブ ペゴル

北海道大学大学院医学研究科　免疫・代謝内科学分野　教授　**渥美 達也**

はじめに

関節リウマチに適応のある抗TNF製剤は、わが国ではすでに4剤が発売され使用されていた。さらに5剤目として、2012年12月、セルトリズマブ ペゴル（以下、セルトリズマブ）が製造承認された。

先行の抗TNF療法薬の問題点

2003年、インフリキシマブがわが国の関節リウマチ治療に使用可能となった。これまでのcsDMARDs（古典的生成疾患修飾性抗リウマチ薬）では得られなかった強力な関節炎鎮静効果は私たちを驚かせた。さらに、活動性関節リウマチ患者の全員に効果があるわけではなかったが、たとえ効果不十分とされた患者であっても、mTTSによって骨病変の進行を評価すると、関節リウマチ（RA）の自然経過である「関節破壊」の抑制が証明された。したがって、抗TNF療法薬はbD-MARDs（生物学的疾患修飾性抗リウマチ薬）と分類されるに至った。また、適切な時期にある程度の期間インフリキシマブを投与すれば、インフリキシマブの投与を中止しても寛解状態が継続する例がある、ということも示されるようになった。すなわち、日々の臨床的効果がcsDMARDsに比べて格段に高い事実に加えて、骨関節破壊は進行するものである、慢性持続性疾患だから治療は生涯必要である、という2つのRAの疾患概念そのものをくつがえすポテンシャルをもつことがわかった。抗TNF療法がRA治療にパラダイムシフトをもたらしたといわれる所以である。

しかしながら、インフリキシマブにはキメラ型抗体としての免疫学的弱点があった。それは、マウス由来蛋白の免疫原性である。抗キメラ抗体産生を含む免疫応答は、アナフィラキシーに至ることもある重篤な投与時反応、インフリキシマブ投与中に効果が減弱する二次無効、などの原因となった。インフリキシマブの効果を継続させるためには、症例によっては、免疫反応を減弱させるレベルにまでメトトレキサート（MTX）を併用するか、インフリキシマブ自体を増量する必要がある。MTXは細胞毒性のある薬剤であり、副作用も多いことから、本来は長期使用が不適切な薬剤である。しかし、インフリキシマブを使用するときは、MTXの併用は必須である。関節リウマチに対する抗TNF療法の効果は確実であったため、これらの問題点を解決すべく抗体製剤の改良が必要とされてきた。

セルトリズマブの開発

ランダムペプチドライブラリーを用いたア

ダリムマブ，ヒト型 IgG 産生マウスを用いて作成したゴリムマブの2つは完全ヒト型抗体であり，キメラ型抗体に比べて免疫原性は抑制された。さらに改良型として開発されたのが，ペグ化製剤である「セルトリズマブペゴル」である。ペグ化製剤とは Polyethylene glycol を蛋白等に結合させた薬剤で，本邦では C 型慢性肝炎に対するインターフェロン，先端巨大症に対する成長ホルモン受容体拮抗薬，加齢黄斑変性症に対する硝子体内投与薬に応用され承認されている。ペグ化は一般に薬剤の生体内での安定性を増加させ，ペグ化される分子の抗原性や免疫原性を低下させるとされる。そして，血中半減期を延長させ，さらに皮下投与時の吸収を高める効果などが期待されてきた。

セルトリズマブの構造を図1に示す。TNFに対する親和性はKd＝90 pMまで高められている。20 kDaのペグが2分子結合し，分子全体で95 kDaと，他のFc領域を有する抗TNFα阻害薬と比較して分子量は小さい。またmonovalentであるため免疫複合体間で架橋結合しないので，形成される免疫複合体の分子量も小さい。Fc部分を欠く特徴のため，形成された免疫複合体が補体と結合して活性化されて起こる補体依存性細胞傷害（Complement Dependent Cytotoxicity; CDC）を欠き，さらにNK細胞による認識がなされないために抗体依存性細胞介在性細胞傷害（Antibody Dependent Cellular Cytotoxicy; ADCC）が誘起されない。CDCとADCCが存在しないことは，投与時の薬剤毒性を弱めるメリットかもしれないが，薬効を弱める可能性もあり，どちらが優位かは臨床試験の結果を待たなければならなかった。

興味深いことに，マウスのコラーゲン関節炎モデルにおいて，従来型抗体のアダリムマブやインフリキシマブに比べてセルトリズマブの炎症部位への集積は強かった[1]。さらに，この集積性は関節炎の強さと相関しており，セルトリズマブは活動性関節炎により取り込まれて効率よく効果を発揮することが期待された。

セルトリズマブ 400 mg を健常人に0, 2, 4週目に皮下投与したところ，投与後54-171時間にCmaxとなった（平均約5週）。国内長期試験の結果から，効果が安定した場合は4週間ごとの投与が可能であることが証明され，用法用量にその旨が記載された。

分子構造からは免疫原性の低さが期待されたが，おそらく抗イディオタイプ抗体が主である抗セルトリズマブ抗体の存在が示され，セルトリズマブの血中濃度と関連するといわれる。

国外のセルトリズマブの臨床試験

セルトリズマブの代表的なMTX併用試験は，RAPID1試験[2]およびRAPID2試験[3]である。RAPID1試験では982例（プラセボ199例，200 mg群393例，400 mg群390例，RAPID2試験では619例（プラセボ127例，200 mg群246例，400 mg群246例）のMTX抵抗性の患者が組み入れられた。RAPID1試験では，平均罹病期間約6

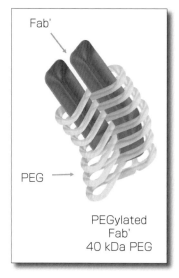

図1　セルトリズマブの構造

年，MTX平均投与量が13.6 mg/weekながら，ベースラインの平均DAS28が約7であった．プラセボまたはセルトリズマブ200 mgまたは400 mgの用量で2週間ごとに皮下投与した結果，24週でのACR20，ACR50，ACR70改善の達成率はそれぞれ14-59-61％，8-37-40％，3-21-21％で，実薬群はプラセボ群よりも統計学的に有意な改善が達成できていた．52週でのmTSSの進行は，プラセボの2.8に対して200 mgで0.4，400 mgで0.2と，明らかに（p＜0.001）優れていた．HAQ-DIの改善も，プラセボの0.18に対して，セルトリズマブ投与では，それぞれ0.60，0.63と有意に優れていた．プレフィルドシリンジを用いたRAPID2試験でもほぼ同様の有効性が示された．

RAPID1試験（982人のエントリー）の長期継続の結果から，セルトリズマブの安全性と有効性の持続が証明された[4]．すなわち，256週までに副作用または一次・二次無効で中止に至った例は21.3％であり，これらを除く継続性は68.7％であった．有害事象は100患者年あたり290.4であり，そのうち重篤なものは20.3（感染症5.9，悪性疾患1.2）であった．有害事象のためにセルトリズマブが中止となったのは，全体の4.8％であった．これらの結果から，セルトリズマブの長期安全性のプロフィールは，他の抗TNF製剤と異なることはないことが理解される（表1）．

ペグ化製剤であるセルトリズマブは，理論的にはMTXの併用は必須ではない．セルトリズマブのモノセラピーの試験では，FAST4WARDが知られている[4]．合計220例の関節リウマチ患者がプラセボまたはセルトリズマブ400 mgの4週ごと投与に1：1で割りつけられた．主要評価は24週目のACR20で，プラセボの9.3％に比較してセルトリズマブ投与群では46％と有意に優れていた．HAQ-DIでは，プラセボの0.13悪化に比較して，セルトリズマブ投与では0.36改善と有意に（p＜0.001）優れていた．投与部位反応は，プラセボの13.8％に比較して4.5％，投与部位疼痛がそれぞれ1.8％と0％であり，ペグ化による毒性低下がモノセラピーでも確認された．

国内でのセルトリズマブの臨床試験

わが国においても，MTX併用（J-RAPID試験），MTX非併用（HIKARI試験）が行われ，日本人におけるセルトリズマブの効果が確認された．平均年齢約53歳，平均罹病期間約5.8年，平均DAS28（ESR）6.3の患者316例がエントリーされたJ-RAPID試験は，12週目のACR20が主要評価項目であった．12週目のACR20/50/70の結果，およびDAS28（ESR）の変化率を図2aおよびbに示す．セルトリズマブの早期の著しい抗リウマチ効果が示された．mTSSによる骨関節破壊の評価では，セルトリズマブ投与群では24週目における画像的寛解（ΔmTSS＜0.5）は約70％の患者に得られた（図2c）．HIKARI試験では，MTXを併用せず230例の患者にセルトリズマブまたはプラセボが投与された．平均年齢が約56歳，平均罹病期間約5.6年，平均DAS28

表1　RAPID1試験5年目の有害事象（100患者・年）

全有害事象	290.4
重篤な有害事象	5.9
新生物	2.8
感染症	83.9
上気道感染	7.3
鼻咽頭炎	7.3
尿路感染症	7.9
重篤な感染症	5.9
肺炎	1.0
蜂窩織炎	0.4
胆嚢炎	0.3

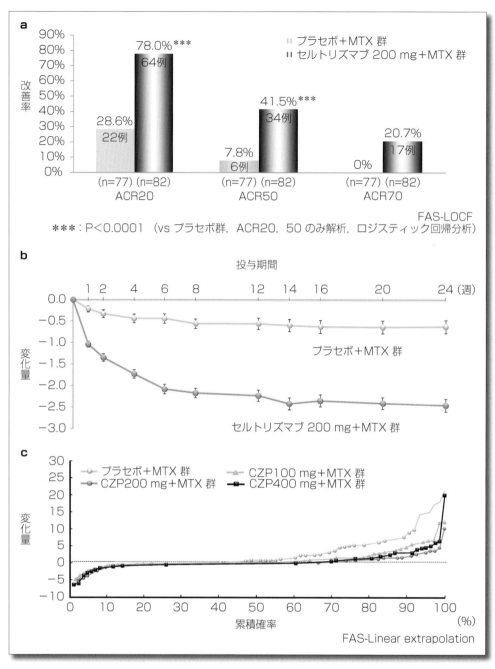

図2 J-RAPID試験（日本人におけるメトトレキサート併用試験）の結果
 a) 12週目のACR20/50/70
 b) DAS28（ESR）のベースラインからの変化
 c) mTTFのプロバビリティ・プロット

（ESR）が6.2であった．MTXを併用しなくても，セルトリズマブの効果がたいへん優れていたことが理解できる結果である．
　感染症のプロフィールは，他の抗TNF薬と大きく異なることはなかった．注射部位反応はほとんど例外的にしかみられなかった．海外での成績とあわせると，セルトリズマブはMTX併用，非併用とも関節リウマチの活

動性および骨破壊に対して非常に高い臨床的効果が示されたことになる。

セルトリズマブの胎盤および乳汁通過性（動物実験）

IgG の胎盤通過は，分子量の「ふるい」を物理的に通り抜けるだけではなく Fc 部位の受容体のひとつである FcRn に結合して能動的に胎児へ移行する．セルトリズマブは Fc 領域を欠くために，FcRn と結合せず，理論的に胎児移行しない．妊娠ラットにセルトリズマブを静脈投与した結果，胎児，乳児，乳汁のいずれにもセルトリズマブは検出されなかった[6]．

このことはヒトでは証明されていないため，現時点で妊娠・授乳中の関節リウマチ患者に対するセルトリズマブの安全性が保障されているわけではないが，妊娠を予定する患者に対する薬剤の選択のときには参考になるデータである．

おわりに

以上から，現時点で理解できるセルトリズマブの特徴は以下のとおりである．①セルトリズマブは他の抗 TNF 製剤に比べて，より早期に強い抗リウマチ効果が得られる可能性が示された．② MTX が何らかの理由で使用できず，bDMARDs を単剤投与せざるを得ない場合も，セルトリズマブの強い抗リウマチ効果が期待される．③関節リウマチの活動性が安定すれば，4週ごとの投与が可能であり，④さらに動物実験では胎児や乳汁へ移行しないことが示されている．⑤安全性では，投与時反応の低さは注目すべきである．

しかし，日常診療における感染症などの本来の抗 TNF 療法のもつ問題点の評価については，市販後の経験を待たなければならない．

文　献

1) Palframan R, Airey M, Moore A, Vugler A, Nesbitt A : Use of biofluorescence imaging to compare the distribution of certolizumab pegol, adalimumab, and infliximab in the inflamed paws of mice with collagen-induced arthritis. J Immunol Methods. 2009; 348 : 36-41.
2) Keystone E, Heijde Dv, Mason D Jr, Landewé R, Vollenhoven RV, Combe B, Emery P, Strand V, Mease P, Desai C, Pavelka K : Certolizumab pegol plus methotrexate is significantly more effective than placebo plus methotrexate in active rheumatoid arthritis : findings of a fifty-two-week, phase III, multicenter, randomized, double-blind, placebo-controlled, parallel-group study. Arthritis Rheum. 2008 ; 58 : 3319-29.
3) Smolen J, Landewé RB, Mease P, Brzezicki J, Mason D, Luijtens K, van Vollenhoven RF, Kavanaugh A, Schiff M, Burmester GR, Strand V, Vencovsky J, van der Heijde D : Efficacy and safety of certolizumab pegol plus methotrexate in active rheumatoid arthritis : the RAPID 2 study. A randomised controlled trial. Ann Rheum Dis. 2009 ; 68 : 797-804.
4) Fleischmann R, Vencovsky J, van Vollenhoven RF, Borenstein D, Box J, Coteur G, Goel N, Brezinschek HP, Innes A, Strand V : Efficacy and safety of certolizumab pegol monotherapy every 4 weeks in patients with rheumatoid arthritis failing previous disease-modifying antirheumatic therapy : the FAST4WARD study. Ann Rheum Dis. 2009 ; 68 : 805-11.
5) Wakefield I, Stephens S, Foulkes R, Nesbitt A, Bourne T : The use of surrogate antibodies to evaluate the developmental and reproductive toxicity potential of an anti-TNFalpha PEGylated Fab' monoclonal antibody. Toxicol Sci. 2011 ; 122 : 170-6.
6) Keystone E, Landewé R, van Vollenhoven R, Combe B, Strand V, Mease P, Shaugh-

nessy L, Vanlunen B, van der Heijde D : Long-term safety and efficacy of certolizumab pegol in combination with methotrexate in the treatment of rheumatoid arthritis : 5-year results from the RAPID 1 trial and open-label extension. Ann Rheum Dis. (in press)

第2章 関節リウマチ治療における各種生物学的製剤の基礎知識

8 開発中の生物学的製剤

東邦大学医学部内科学講座　膠原病学分野（医療センター大橋病院）　教授　**亀田　秀人**

はじめに

関節リウマチ（RA）の治療がいかに進歩したとはいえ，多剤不応であったり，合併症のために多剤禁忌である患者にとって，現在のメトトレキサート（MTX）を中心とした治療体系のみでは不十分である。そこで，本稿では現在開発中の生物学的製剤の概要を述べる（図1）。

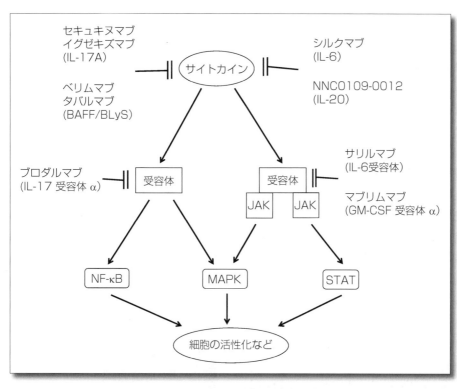

図1　サイトカインシグナルと阻害製剤
本稿で述べた開発中の生物学的製剤の作用点を示す。
JAK：ヤヌスキナーゼ，NF-κB: nuclear factor-kappa B, MAPK: mitogen-activated protein kinase, STAT: signal transducers and activator of transcription

インターロイキン（IL）-6 阻害製剤

　トシリズマブは IL-6 受容体に対するモノクローナル抗体製剤であるが，完全ヒト型としたサリルマブ（sarilumab）と，IL-6 自体に対するモノクローナル抗体製剤としてシルクマブ（sirukumab）の開発が進められている。

　MTX 効果不十分例において MTX を併用しながらサリルマブ（sarilumab）100, 150, 200 mg を毎週または隔週で皮下投与することの有用性を評価した RA-MOBILITY 試験の結果が EULAR2012 で発表され，トシリズマブを想起させる有効性と安全性であった。日本でも MTX 不応例を対象とした治験（NCT01850680）が開始されている。さらに TNF 阻害製剤不応例に対して MTX 併用下でトシリズマブとの有用性を比較した SARIL-RA ASCERTAIN 試験と，アダリムマブ不応例に対して MTX 併用下でエタネルセプトとの有用性を比較した SARIL-RA COMPARE 試験が開始されている。

　シルクマブは IgG1 κ 型の製剤で，MTX 不応例を対照とした第 II 相試験において主要評価項目である 12 週時の ACR（米国リウマチ学会）20 反応率が，プラセボの 27% に比較して，80 mg 群（day 1 と 8 週後に点滴静注）で 81%，160 mg 群で 71%，320 mg 群で 82% と有意に優れていた[1]。そこで，TNF 阻害製剤不応例に対する SIRROUND-T 試験と抗リウマチ薬効果不十分例に対する SIRROUND-D 試験という 2 つの第 III 相国際共同試験（4 週ごと 50 mg または隔週 100 mg の皮下注射）が開始されている。日本では MTX またはサラゾスルファピリジン効果不十分例に対して，それらを中止してシルクマブ 50 mg を 4 週ごとまたは 100 mg を隔週皮下投与する群をプラセボ群と比較する試験（NCT01689532）が開始されている。

IL-17 阻害製剤

　乾癬に対する有効性は疑いないが，RA に対する有効性は製剤によって一定しない。最近行われた IL-17 受容体 α に対するモノクローナル抗体製剤ブロダルマブ（brodalumab）の臨床試験では，RA 患者における有効性を全く示せなかった[2]。また IgG1 κ 型の抗 IL-17A モノクローナル抗体製剤であるセキュキヌマブ（secukinumab）は第 II 相試験を月 1 回の皮下投与で行ったが，主要評価項目である 16 週時点での ACR20 反応率はプラセボ群で 36.0%，25 mg，75 mg，150 mg，300 mg 投与群でそれぞれ 34%，46.9%，46.5%，53.7% とある程度の有効性は示唆されたものの，有意差を認めなかった[3]。

　しかしながら，IgG4 型の抗 IL-17A モノクローナル抗体製剤であるイグゼキズマブ（ixekizumab）の第 I 相 Proof-of-Concept 試験で，主要評価項目である 10 週時点でのベースラインからの DAS（disease activity score）28 変化が，プラセボ群の -1.7 に比較して，0.2 mg/kg，0.6 mg/kg，2.0 mg/kg 群（いずれも隔週の点滴静注），そして全体で，それぞれ -2.3，-2.2，-2.4，-2.3 となり，0.6 mg/kg 群以外では有意に優れた低下を示した[4]。したがって，患者全体における効果は弱く，有効性の高い患者抽出の成否が RA における IL-17 標的治療の存続を左右すると思われる。セキュキヌマブでは現在 TNF 阻害製剤不応例を対照とした治験が国内外で進行中である。IL-17 阻害製剤の安全性は比較的良好であるが，真菌を含めた感染症リスクを高めると考えられている。

IL-20 阻害製剤

　IL-20 は IL-10 スーパーファミリーに属する炎症性サイトカインであり，ケラチノサイトの増殖促進から乾癬の病態において注目さ

れていた。RAの病変局所における発現が認められ，コラーゲン誘導関節炎モデルでIL-20に対するモノクローナル抗体投与が有効であったことから[5]，IgG4型抗IL-17モノクローナル抗体製剤（NNC0109-0012）がMTX効果不十分患者に投与された。2012年ACRで発表された前期第II相試験の結果では，主要評価項目である12週時点でのDAS28-CRP（C反応性蛋白）のベースラインからの変化が，プラセボの約-0.9に比較して3 mg/kg週1回皮下投与群では約-1.8と0.88の相違で有意に大きく低下していた[6]。この差異は特に血清反応陽性患者で顕著であった。有害事象としては感染症と投与部位反応があったが，重篤感染症の増加は認められなかった。

顆粒球単球コロニー刺激因子（GM-CSF）阻害製剤

GM-CSFは骨髄ストローマ細胞や活性化T細胞の他，単球，線維芽細胞，血管内皮細胞などから産生される。受容体はα鎖とβ鎖から構成され，β鎖はIL-3やIL-5の受容体と共通である。このβ鎖に会合するJAK（ヤヌスキナーゼ）2の活性化によりさまざまなキナーゼカスケードを介して，顆粒球系前駆細胞をはじめとした種々の造血細胞の生存や増殖に作用する。

GM-CSF受容体α鎖に対するモノクローナル抗体製剤マブリリムマブ（mavrilimumab）の第I相試験では，0.1 mg/kg，0.3 mg/kg，1.0 mg/kg，3.0 mg/kg，10 mg/kgで数名ずつ投与され，血清CRP値の低下などの薬効を認めた[7]。GM-CSFあるいはその受容体遺伝子のノックアウトマウスが肺胞蛋白症に類似した病態を発現し，肺胞蛋白症患者の一部にはGM-CSFに対する自己抗体が見いだされているが，本試験で施行された肺機能テストにおける有意な変動は見られなかった。

マブリリムマブの第II相試験は427例の RA患者を対象とし，隔週の皮下投与で行われた。主要評価項目である12週時点DAS28-CRPが1.2以上減少した患者割合は，プラセボ群の34.7％に対して10 mg群で41.0％，30 mg群で61.0％，50 mg群で53.8％，100 mg群で66.7％となり，マブリリムマブ投与群全体の55.7％が有意に（p=0.003）高値を示した[8]。またMBDA（multi-biomarker disease activity）スコアも30 mg以上の3つの投与群で有意な改善を示し，生物学的作用が確認された。

BAFF（B cell activating factor of the TNF family）/BLyS（B lymphocyte stimulator）阻害製剤

BAFF/BLySは未成熟B細胞以降の分化段階においてB細胞に作用し，B細胞の分化と生存に重要な役割を果たす。受容体としてBLyS受容体3（BR3またはBAFF-R）の他にAPRIL（a proliferation-inducing ligand）受容体でもあるTACI（transmembrane activator-1 and calcium modulator and cyclophilin ligand-interactor）とBCMA（B cell maturation antigen）がある。このBAFF/BLySに対するモノクローナル抗体製剤ベリムマブ（belimumab）が，活動性の腎炎や中枢神経症状のない全身性エリテマトーデス（SLE）患者において，BLISS-52およびBLISS-76の2つの臨床試験でプラセボに比較して有用であることが示され，50年以上にわたって米国食品衛生局（FDA）で新薬の承認がなかったSLEに2011年承認された[9]。

しかし，RAにおけるBAFF/BLyS阻害製剤の有用性は明らかでない。既存治療に加えてベリムマブの1 mg/kg，4 mg/kg，10 mg/kgを隔週で3回，以後4週ごとに点滴静注した283例の臨床試験（NCT00071812）では，主要評価項目の24週時点でのACR20反応率がプラセボの15.9％に比較して，

1 mg/kg 群の 34.7％は有意に（p＝0.0097）高値であったが，4 mg/kg 群の 25.4％，10 mg/kg 群の 28.2％は有意差がなかった。

別の抗 BAFF/BLyS 抗体であるタバルマブ（tabalumab）が RA を対象として開発を進めていたが，第Ⅲ相試験の FLEX-M 試験（MTX 不応例）と FLEX-V 試験（TNF 阻害製剤不応例）の結果が有望でなかったことから，2013 年 2 月に RA における開発断念を発表した。

おわりに

残念ながら既存の治療を凌ぐ生物学的製剤は開発されていないが，補完的に有用である可能性は十分考えられ，今後の臨床試験の成績に期待したい。

文献

1) Mease P, Strand V, Shalamberidze L, et al：A phase Ⅱ, double-blind, randomized, placebo-controlled study of BMS945429（ALD518）in patients with rheumatoid arthritis with an inadequate response to methotrexate. Ann Rheum Dis 2012；71：1183-1189.
2) Pavelka K, et al：A randomized, double-blind, placebo-controlled, multiple-dose study to evaluate the safety, tolerability, and efficacy of brodalumab（AMG827）in subjects with rheumatoid arthritis and an inadequate response to methotrexate. Arthritis Rheum 64（10, suppl）：S362, 2012.
3) Genovese MC, Durez P, Richards HB, et al：Efficacy and safety of secukinumab in patients with rheumatoid arthritis：a phase Ⅱ, dose-finding, double-blind, randomized, placebo controlled study. Ann Rheum Dis 2013；72：863-869.
4) Genovese MC, van den Bosch F, Roberson SA, et al：LY2439821, a humanized anti-interleukin-17 monoclonal antibody, in the treatment of patients with rheumatoid arthritis. A phase Ⅰ randomized, double-blind, placebo-controlled, proof-of concept study. Arthritis Rheum 2010；62：929-939.
5) Hsu Y-H, Chang M-S：Interleukin-20 antibody is a potential therapeutic agent for experimental arthritis. Arthritis Rheum 2010；62：3311-3321.
6) SEnolt L, et al：Clinical responses and patient reported outcomes to NNC0109-0012（anti-IL-20 mAb）in rheumatoid arthritis（RA）patients following 12-weeks dosing and 13 weeks follow up：Results from a phase 2a trial. Arthritis Rheum 64（10, suppl）：S364, 2012.
7) Burmester GR, Feist E, Sleeman MA, et al：Mavrilimumab, a human monoclonal antibody targeting GM-CSF receptor-α, in subjects with rheumatoid arthritis：a randomized, double-blind, placebo-controlled, phase Ⅰ, first-in-human study. Ann Rheum Dis 70（9）：1542-1549, 2011.
8) Burmester GR, Weinblatt ME, McInnes IB, et al：Efficacy and safety of mavrilimumab in subjects with rheumatoid arthritis. Ann Rheum Dis（in press）.
9) Hahn BH：Belimumab for systemic lupus erythematosus. N Engl J Med 2013；368：1528-1535.

第3章 関節リウマチにおける生物学的製剤と他の薬剤との併用

1 生物学的製剤と抗リウマチ薬（DMARDs）

東海大学医学部内科学系　リウマチ内科学　教授　鈴木　康夫

　関節リウマチ（RA）治療のパラダイムは大きく変わり，強力な抗リウマチ薬（DMARDs）と生物学的製剤で寛解を目指すようになった。このような最近のRA治療戦略においても，治療の1st-lineは従来型のDMARDsであり，その中でもメトトレキサート（MTX）がanchor drugである[1]。

　RA管理に関するEULAR勧告[2] 2013年改訂版の中でも，RAと診断されて，禁忌がなければMTXで治療を開始し，3ヵ月以内に改善がないかあるいは6ヵ月以内に治療目標に達成しない場合は，予後不良因子のある症例では生物学的製剤（TNF阻害薬，トシリズマブ，アバタセプトのいずれか）をMTXと併用することが勧められている。

　わが国のMTX診療ガイドラインでも[3]，生物学的製剤を使用する際は，禁忌さえなければMTXを併用することが勧められており，その際，MTX単剤治療時と同じ量のMTXを使用できる

　本稿では，生物学的製剤使用時におけるDMARDs併用の現状と意義について解説する。

生物学的製剤使用時のDMARDs併用状況

　東海大学医学部付属病院リウマチ内科通院中の403例のRA患者の治療薬剤使用状況を図1に示す。メトトレキサート（MTX）が全体の81.9％に使用されているが，その内訳はMTX単剤50.1％，他のDMARDsとの併用9.7％で，MTXと生物学的製剤併用例は22.1％であった（図1）。生物学的製剤使用例は全体の26.1％で，そのうち生物学的製剤単剤での治療例は12.4％（全症例の3.2％）であり，生物学的製剤使用例の8割以上はDMARDsを併用していた。DMARDs併用例のほとんどはMTXとの併用例で，複数のDMARDsとの併用例はいなかった（図2）。

　一方，海外の日常診療における生物学的製剤とDMARDsの使い方をみると，生物学的製剤使用例の80％以上はDMARDsを単剤あるいは複数併用している。カナダのアダリムマブ（ADA）のコホートでは，生物学的製剤使用例の85.6％はDMARDsを併用しているが，その半数はDMARDs単剤で，残りの半数はDMARDsを2剤あるいは3剤と併用されている[4]。また，日常診療において，現行治療を継続しながらセルトリズマブペゴルを追加併用したREALISTIC試験でも[5]，MTXを中心としたDMARDsが1剤あるいは2剤以上，81.1％に使用されている。生物学的製剤使用時はMTXを中心としたDMARDsがほとんどの症例に併用されており，海外ではMTXに加えて，レフルノミ

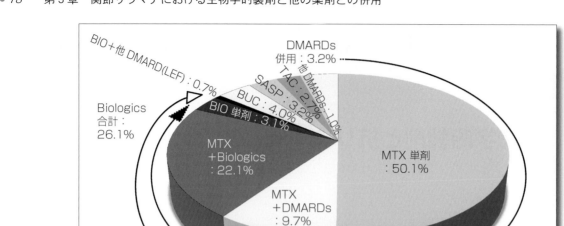

図1　RA治療薬の使用状況（2013.3）

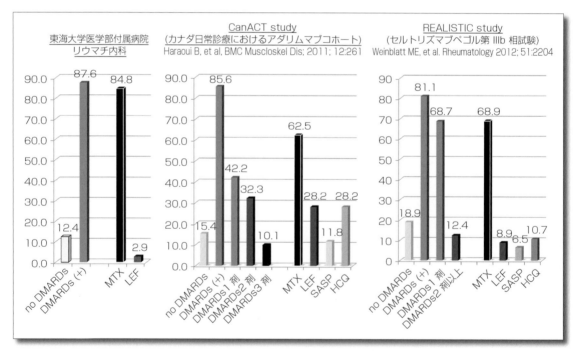

図2　日常診療における生物学的製剤とDMARDsの併用

ド（LEF），サラゾスルファピリジン（SASP），ヒドロキシクロロキン（HCQ）が単剤あるいはMTXと組み合わせて使用されている。

生物学的製剤使用時のDMARDs併用の意義

生物学的製剤とDMARDs併用の有効性

生物学的製剤を使用する際に，DMARDsと併用したほうが，有効性が高いのかはMTXとTNF阻害薬を中心に検討されている．TNF阻害薬（ADA，エタネルセプト：ETN，ゴリムマブ：GOL）に関しては，MTX効果不十分例に対して使用する場合とMTX-naïve例に対して使用する場合のどちらの場合も，MTXを併用したほうが，TNF阻害薬単剤よりも有効性が高いことが報告されている[6~12]．このことからMTXがanchor drugと位置づけられるようになった．しかし，TNF阻害薬以外の生物学的製剤については，MTX効果不十分例に対するトシリズマブ（TCZ）単剤とMTX併用の比較試験とMTX-naïve例に対するアバタセプト（ABA），MTX各単剤と両者併用の比較試験があるだけである．

以下，主な生物学的製剤単剤と生物学的製剤＋MTX併用の比較試験の概要を述べる．

1）PREMIER試験（図3）[6]

MTX-naïve，罹病期間1年未満の早期活動性RA症例を，MTX単剤，ADA単剤，ADA＋MTX併用の3群で比較した．ACR20～90 responseはMTX群とADA群では同等であったが，両者併用群では単剤治療に比して，有意に有効率が高く，特にACR70，90 responseを達成した著効例は併用群で約2倍多かった．同様に，寛解達成例も併用群では1年目43％と単剤群の21～23％に比して高かった．2年間の総Sharpスコアの変化は，併用群1.9，ADA群5.5，MTX

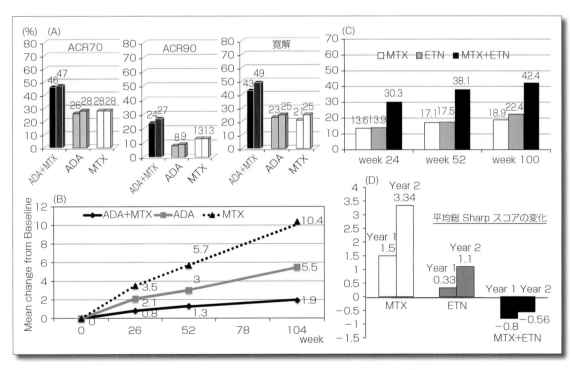

図3 MTX単剤，TNF阻害薬，両者併用治療の有効性
PREMIER試験における1年目，2年目の著効率，寛解率（A）と総Sharpスコアの変化（B），TEMPO試験におけるDAS28（ESR）＜2.6達成率，（C）と総Sharpスコアの変化（D）．
ADA：アダリムマブ，ETN：エタネルセプト

群10.4と，関節破壊進行抑制効果は併用群，ADA群，MTX群の順で優れていた。

2) TEMPO (Trial of Etanercept and Methotrexate with Radiographic Patient Outcomes) 試験（図3）[7〜9]

1剤以上のDMARDs効果不十分（MTXの過去使用例含む），罹病期間6.3-6.5年の活動性RAを対象に，MTX単剤，ETN単剤，ETN＋MTX併用の3群で比較した。DAS28 (ESR)＜2.6達成率はMTX単剤群，ETN単剤群では1年目17.1％，17.5％であったのに対して，両者併用群では38.1％と倍以上高かった。平均総Sharpスコアの変化は，ETN群はMTX群に比して少なかったが，両者併用群の平均総Sharpスコアの変化は，−0.8（1年目），−0.56（2年目）と各単剤群に比べてさらに少なく，治療前より改善傾向を認めた（図3）。身体機能障害についても，MTX＋ETN併用群ではHAQスコアの改善率が各単剤群に比べて有意に高かった。

3) ADORE (Add Enbrel or replace MTX) 試験[10]

MTX効果不十分で，罹病期間約10年の活動性RA症例を，ETN単剤にスイッチする群とETN＋MTX併用群に分けて，臨床効果を16週間比較した。観察期間は短いが，ACR50, 70, EULAR good response達成率は，ETN単剤群で41.9％，17.4％，80.0％，併用群で40.1％，18.4％，82.4％と差はなかった。

4) CHARISMA (Chugai Humanized Anti- Human Recombinant Interleukin-6 Monoclonal Antibody) 試験[13]

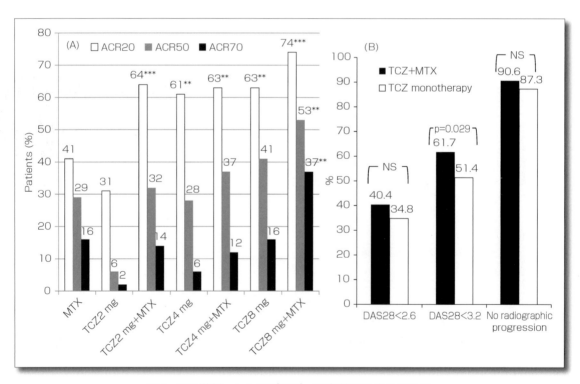

図4　MTX単剤，トシリズマブ，両者併用治療の有効性
(A) CHARISMA試験におけるACR 20, 50, 70反応率
(B) ACT-RAY試験におけるDAS28 (ESR)＜2.6, DAS28 (ESR)＜3.2達成率と関節破壊非進行例の比率
TCZ：トシリズマブ

罹病期間 1 年未満の MTX 効果不十分の活動性早期 RA を対象に，MTX 単剤群，トシリズマブ（TCZ）2，4，8 mg/kg 単剤各群，MTX＋TCZ 2，4，8 mg/kg 併用各群の 7 群の臨床効果を 24 週間，比較した．MTX 単剤群に比べて，TCZ 8 mg/kg 単剤では，ACR 20, 50 response は高かったが，ACR 70 response は同等であった．これに対して，MTX＋TCZ 8 mg/kg 併用群の ACR 20, 50, 70 response はそれぞれ 74％, 53％, 37％と高く，特に著効例（ACR 70 response）の増加が目立った（図 4）．

5）ACT-RAY 試験[14]

罹病期間約 8 年の MTX 効果不十分な活動性 RA を対象に，TCZ 8 mg/kg 単剤にスイッチ群と MTX＋TCZ 8 mg/kg 併用群の臨床効果を 24 週間比較した．DAS28（ESR）低活動性達成率は MTX＋TCZ 併用群が有意に高かったが，DAS28（ESR）寛解率は TCZ 単剤群 34.8％, 併用群 40.4％と有意差はなかった．また，X 線写真上の関節破壊非進行例は両群で有意差はなく，約 90％の症例では関節破壊の進行がなかった．しかし，その後の 52 週目の成績では，DAS28（ESR）寛解率と X 線写真上の関節破壊非進行例は併用群のほうが有意に高かった．

以上の臨床試験の結果より，TNF 阻害薬使用時は，MTX-naïve 症例，MTX- 効果不十分例のいずれ場合でも，MTX 併用の上で生物学的製剤を使用したほうが，高い有効率，寛解率，関節破壊進行抑制効果が期待できる．一方，TCZ では MTX 効果不十分例の場合，TCZ 単剤にスイッチしても MTX 併用に近い臨床効果が得られる可能性があるが，長期的には MTX を併用したほうが，より高い効果が期待できるので，可能な場合は原則併用する．また ABA は MTX-naïve 例では，単剤治療より MTX を併用したほうが，寛解率が高いことが報告された[15]．今後，TCZ は MTX-naïve 例，ABA は MTX 効果不十分例での検討が必要である．

■生物学的製剤中止と DMARDs 併用

生物学的製剤導入後，長期寛解持続例では，生物学的製剤の減量や中止を試みること

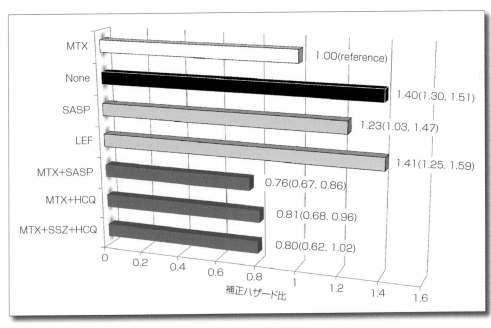

図 5　TNF 阻害療法中止に与える併用 DMARDs の影響（Cox 比例ハザード分析）
Soliman MM, et al. ARD 2011; 70: 583

が増えている。EULARのRA管理に関する勧告は2013年版として改訂される予定であるが、その中では、長期寛解維持例における薬剤の漸減・中止の優先順位はステロイド→生物学的製剤→DMARDsとなっている。実際、後述するようにTNF阻害薬では長期寛解維持後に、生物学的製剤が中止できる症例が報告されている。したがって、生物学的製剤を減量・中止していく場合、基本薬であるDMARDs治療をきちんと行うことが重要である。DMARDs治療の中心はMTXである。生物学的製剤と併用するDMARDsとしては使用頻度が最も多く、また、MTXが他のDMARDsに比べてTNF阻害薬を中止できる頻度が高いことが報告されている（図5）。さらに、MTXを含む複数のDMARDs併用例では、MTX単剤に比べてTNF阻害薬が中止できる確率が高い可能性もあり[16]、今後の詳細な検討が必要であろう（図5）。

1）RRR（Remission induction by Remicade in RA study）試験[17]

RRR試験ではMTXとインフリキシマブ（INF）を用いて、低疾患活動性以下を6ヵ月維持できているRA114例を対象に、INF休薬し、1年後の寛解/低活動性維持率を検討した。1年後、評価できた102例中、29例はRAが再燃、17例が低活動性を逸脱したが、56例（55％）がDAS28（ESR）<3.2を維持し、そのうち43％は寛解基準を満たし、関節破壊の進行もなかった。

2）PRESERVE試験[18]

MTX効果不十分で中等度の活動性を有するRAを対象に高用量MTX（15-25 mg/週）に加えETN週50 mgを併用し、36週目に低活動性/寛解を達成した症例を、無作為に二重盲検下で3群に振り分けた；i）MTX＋ETN 50 mg/週継続、ii）MTX＋ETN 25 mg/週に減量継続、iii）プラセボ＋MTX。52週後の各群の寛解/低活動性を維持できている症例の割合を検討した。52週後の低活動性維持症例は、MTX＋ETN 50 mg/週群で82.6％、MTX＋ETN 25 mg/週群で79.1％、プラセボ＋MTX群で42.6％であった。高用量MTX併用下で、持続的に低活動性/寛解を維持できている症例では、ETN中止後も1年間、約半数例で再燃がなかった。

3）東海大学症例

高用量MTX（平均11 mg/週）で効果不十分であった症例にETNを50 mg/週、追加併用し、6ヵ月以上寛解持続例に対して、ETNの減量・中止を試みた。80％の症例ではETN 25 mg/週に減量後も寛解が維持でき、そのうち、15％の症例がETNを中止することができた。

このことは、発症早期からMTXを中心とした強力なDMARDs治療に加え、目標に達しない症例では、生物学的製剤をDMARDsに追加併用し、寛解が得られた場合、その後の生物学的製剤の減量や中止、いわゆるBIO-free寛解が可能であることを示している。

文献

1) Pincus T, et al：Methotrexate as the "anchor drug" for the treatment of early rheumatoid arthritis. Clin Exp Rheumatol. 2003；21（Suppl 31）：S179-185
2) Smolen JS, et al：EULAR recommendations for the management of rheumatoid arthritis with synthetic and biological disease-modifying antirheumatic drugs：2013 update. Ann Rheum Dis 2014；73：492-509
3) 関節リウマチ治療におけるMTX診療ガイドライン：日本リウマチ学会MTX診療ガイドライン策定小委員会編、羊土社、2011.3
4) Haraoui B, et al：Safety and effectiveness of adalimumab in a clinical setting that reflects Canadian standard of care for the treatment of rheumatoid arthritis（RA）：

Results from the CanACT study. BMC Muscloskel Dis 2011 ; 12 : 261-270
5) Weinblatt ME, et al : Efficacy and safety of certolizmab pegol in a broad population of patients with active rheumatoid arthritis : results from the REALISTIC phase IIIb study. Rherumatology (Oxford) 2012 ; 51 : 2204-14
6) Breedveld FC, et al : The PREMIER study. A multicenter, randomized, double-blind clinical trial of combination therapy with adalimjmab plus methotrexate versus methotrexate alone or adalimumab alone in patients with early, aggressive rheumatoid arthritis whou had not had previous methotreaxte treatment. Arthritis Rheum 2006 ; 54 : 26-37
7) Klareskog, et al : Therapeutic effect of the combination of etanercept and methotrexate compared with each treatment alone in patients with rheumatoid arthritis : double-blind randomised controlled trial-Lancet 2004 ; 363 : 675-81
8) van der Heijde D, et al : Comparison of Etanercept and Methotrexate, Alone and Combined, in the Treatment of Rheumatoid Arthritis. Two-Year Clinical and Radiographic Results from theTEMPO Study, a Double-Blind, Randomized Trial. Arthritis Rheum 2006 ; 54 : 1063-1074
9) van der Heijde D, et al : Patient reported outcomes in a trial of combination therapy with etanercept and methotrexate for rheumatoid arthritis : the TEMPO trial. Ann Rheum Dis 2006 ; 65 : 328-34.
10) van Riel PL, Add Enbrel or Replace Methotrexate Study Investigators. et al : Efficacy and safety of combination etanercept and methotrexate versus etanercept alone in patients with rheumatoid arthritis with an inadequate response to methotrexate : the ADORE study. Ann Rheum Dis 2006 ; 65 : 1478-83.
11) Kremer J, et al : Golimumab, a new human anti-tumor necrosis factor alpha antibody, administered intravenously in patients with active rheumatoid arthritis : Forty-eight-week efficacy and safety results of a phase III randomized, double-blind, placebo-controlled study. Arthritis Rheum 2010 ; 62 : 917-28.
12) Kameda H, et al : Etanercept (ETN) with methotrexate (MTX) is better than ETN monotherapy in patients with active rheumatoid arthritis despite MTX therapy : a randomized trial. Mod Rheumatol 2010 ; 20 : 531-538
13) Maini RN, et al : Double-blind randomized controlled clinical trial of the interleukin-6 receptor antagonist tocilizumab in Eurpean patients with rheumatoid arthritis who had an incomplete response to methotrexate. Arthritis Rheum 2006 ; 54 : 2817-29.
14) Dougados M, et al : Adding tocilizumab or switching to tocilizumabmonotherapy in methotrexate inadequate responders : 24-week symptomatic and structural results of a 2-year randomised controlled strategy trial in rheumatoid arthritis (ACT-RAY). Ann Rheum Dis 2013 ; 72 : 43-50.
15) Emery P, et al : Evaluating drug-free remission with abatacept in early rheumatoid arthritis : results from the phase 3b, multicentre, randomised, active-controlled AVERT study of 24 months, with a 12-month, double-blind treatment period. Ann Rheum Dis 2015 ; 74 : 19-26
16) Soliman MM, et al : Impact of concomitant use of DMARDs on the persistence with anti-TNF therapies in patients with rheumatoid arthritis : results from the British Society for Rheumatology Biologics Register. Ann Rheum Dis 2011 ; 70 : 583-89
17) Tanaka Y, et al : Discontinuation of infliximab after attaining low disease activity in patients with rheumatoid arthritis : RRR (remission induction by Remicade in RA) study. Ann Rheum Dis 2010 ; 69 :

1286-91.
18) Smolen JS, et al：Maintenance, reduction, or withdraw al of etanercept after treatment with etanercept and methotrexate in patients with moderate rheumatoid arthritis （PRESERVE）：a randomised controlled trial. Lancet 2013；381：918-29

第3章 関節リウマチにおける生物学的製剤と他の薬剤との併用

2 生物学的製剤とステロイド

東邦大学医学部内科学講座　膠原病学分野（医療センター大森病院）　教授　川合　眞一

はじめに

生物学的製剤は関節リウマチ（rheumatoid arthritis; RA）の欠くことのできない治療薬となり、メトトレキサートなどの抗リウマチ薬との併用の有用性は多くの臨床試験により示されている。しかし、臨床現場で依然として多くの患者に使われているグルココルチコイド（glucocorticoid、以下ステロイド）との併用については、改めて有用性を検証する臨床試験は行われていない。一方で、RA患者を対象とした多くの臨床試験や観察研究の分析から、生物学的製剤とステロイドの併用による問題点が指摘されている。本稿では、ステロイドの特性を踏まえた上で、RAにおける生物学的製剤との併用の功罪についてまとめてみたい。

ステロイド療法の有効性

一般に、RAでは低用量ステロイドが初期用量から使われる。多くの膠原病および膠原病類縁疾患に対してステロイド療法が行われているが、RAを除いてステロイドの有用性を証明することを目的としたランダム化比較試験（randomized controlled trial; RCT）は行われていない[1]。

RA患者に対するステロイドの短期的な抗炎症効果は改めて臨床試験を行う必要もないほど明らかだが、関節破壊阻害効果の有無についても、それを検証したRCTがすでに報告されている。ただし、これらの臨床試験は抗リウマチ薬投与を基本としており、純粋にステロイド単剤の効果ではないことは留意すべきである。プラセボ群を対照とした代表的なRCT[2〜4]をまとめると、少なくともステロイド療法開始後の1〜2年間については、プレドニゾロン（PSL）換算5〜7.5 mg/日の投与は、RAにおける関節破壊の進行を阻害する効果がある。しかし、ステロイドの長期投与は、例え低用量でもさまざまな副作用が問題となる。しかも、1〜2年の長期経過でみると抗炎症効果もプラセボ群と大きな違いがみられなくなる。やはり、RA治療では、ステロイドは補助的な治療薬としての使用に徹するのが望ましい。

ヨーロッパを中心に、ステップダウンブリッジ療法として積極的に高用量ステロイドを初期治療に使う試みがある。BeSt試験[5]は早期RAに対するいくつかの治療法を比較した臨床試験だが、4群中の1群はプレドニゾン（PSLと同力価）と、メトトレキサートおよびサラゾスルファピリジンの併用療法群である。ステロイド投与スケジュールは、PSL換算で60 mg/日から開始して7週で7.5 mg/日まで減量する。試験開始1年後には、ステロイド併用群はインフリキシマブと

メトトレキサートの併用群に近い関節破壊阻害効果が得られたという成績だが，ステロイドは一旦使用すると離脱が困難な例も少なくない．特に長期的な副作用を考慮すると，ステロイドを使用したステップダウンブリッジ療法は積極的に選択すべき治療法ではなさそうである．なお，BeSt試験は積極的なステロイド療法と低分子抗リウマチ薬の併用効果を検討しているが，ステロイドと生物学的製剤との併用群は含まれていない．

ステロイドの副作用と併用療法の影響

ステロイドの副作用は極めて多様である（表1）[6]．最も有効な対策は，当然のことだがステロイドを使わないことである．すなわち，その適応を十分に考えて開始しなければならない．また，仮にステロイドを開始した場合でも，常に適応や用量調節を考慮すべきである．以下，生物学的製剤との併用において重要と思われる副作用につき，他薬剤併用の影響も含めた特徴を述べる．

■感染症

PSL相当量で20 mg/日以上ステロイドの継続投与による免疫抑制状態では，一般細菌感染症から日和見感染症に至るあらゆる感染症の合併リスクは増加する[1]が，一般にRA患者では，10 mg/日以下の低用量ステロイドが使われることが多い．Wolfeら[7]によると，RAを対象とした大規模臨床観察研究では，例えそうした低用量ステロイドであっても入院を必要とする肺炎の合併は用量依存性に増加していた（表2）．それに対し，他の抗リウマチ薬の使用はいずれも肺炎の合併を増加させなかった．彼らは，さらに患者背景や臨床所見などの多因子についても解析し，加齢，肺疾患，糖尿病，身体機能障害度がいずれも有意なリスク因子であったとしてい

表1 ステロイドの副作用[6]

●特に注意すべき副作用（高頻度かつ重症化しやすいもの）	●高頻度の軽症副作用
・感染症（全身性および局所）の誘発・増悪	・脂質異常症
・骨粗鬆症・骨折，幼児・小児の発育抑制，骨頭無菌性壊死	・低カリウム血症
・動脈硬化病変（心筋梗塞，脳梗塞，動脈瘤，血栓症）	・尿路結石，尿中カルシウム排泄増加
・副腎不全，ステロイド離脱症候群	・ミオパチー，腱断裂，ムチランス関節症
・消化管障害（食道・胃・腸管からの出血，潰瘍，穿孔，閉塞）	・膵炎，肝機能障害
・糖尿病の誘発・増悪	●高頻度の軽症副作用
・精神神経障害（精神変調，うつ状態，痙攣）	・異常脂肪沈着（中心性肥満，満月様顔貌，野牛肩，眼球突出）
●他の注意すべき副作用	・痤瘡，多毛，皮膚線条，皮膚萎縮，皮下出血，発汗異常
・生ワクチン*による発症	・月経異常（周期異常，無月経，過多・過少月経）
・不活化ワクチンの効果減弱	・白血球増加
・白内障，緑内障，視力障害，失明	●まれな報告例・因果関係不詳の副作用
・中心性漿液性網脈絡膜症，多発性後極部網膜色素上皮症	・アナフィラキシー様反応，過敏症
・高血圧，浮腫，うっ血性心不全，不整脈，循環性虚脱	・カポジ肉腫
	・気管支喘息，喘息発作
	・ショック，心破裂，心停止
	・頭蓋内圧亢進，硬膜外脂肪腫

* 麻疹・風疹・水痘・流行性耳下腺炎・ロタ・BCG

表2 入院を必要とする肺炎合併リスクのRA治療薬による比較[7]

変数	非調整分析			調整分析*		
	ハザード比	P	95% CI	ハザード比	P	95% CI
プレドニゾン（投与全例）	2.3	<0.001	1.9-2.7	1.7	<0.001	1.5-2.1
プレドニゾン非投与	1.0			1.0		
プレドニゾン≤5 mg/日	1.7	<0.001	1.4-2.1	1.4	<0.001	1.1-1.6
プレドニゾン>5-10 mg/日	2.9	<0.001	2.3-2.7	2.1	<0.001	1.7-2.7
プレドニゾン>10 mg/日	3.1	<0.001	2.2-4.3	2.3	<0.001	1.6-3.2
メトトレキサート	1.0	0.951	0.9-1.2	1.0	0.884	0.8-1.2
ヒドロキシクロロキン	0.8	0.011	0.6-0.9	0.9	0.331	0.7-1.1
レフルノミド	1.3	0.003	1.1-1.6	1.3	0.036	1.0-1.5
スルファサラジン	0.6	0.027	0.4-1.0	0.7	0.053	0.4-1.0
インフリキシマブ	1.5	<0.001	1.3-1.7	1.2	0.182	0.9-1.4
エタネルセプト	0.7	0.013	0.5-0.8	0.8	0.051	0.6-1.0
アダリムマブ	1.4	0.257	0.8-2.3	1.1	0.816	0.6-1.8

* 年齢，性などを調整　CI＝信頼区間

る。Strangfeldら[8]も腫瘍壊死因子α（tumor necrosis factor α; TNFα）阻害療法に伴う重症感染症のリスク要因を調査し，60歳以上の高齢者，慢性肺疾患および腎疾患，高度の身体機能障害，重症感染症の既往に加え，ステロイド療法が重要であると報告した。また，近年，これらに注意を払うようになったために重症感染症合併の頻度が減少したとしている。

ステロイドによる感染リスクの増加は一般細菌感染に留まらず，ニューモシスチス肺炎，結核，B型肝炎再活性化などの日和見感染に対しても注意が必要である。Harigaiら[9]は，キメラ型抗TNFα抗体であるインフリキシマブ使用患者におけるニューモシスチス肺炎合併者の背景因子を分析した（図1）。その結果，65歳以上の高齢者，PSL換算6 mg/日以上の投与，肺疾患の合併が3つのリスク要因であることを示し，それらを複数有する患者では感染リスクも増加すると結論付けた。すなわち，生物学的製剤とステロイドの併用は，日和見感染のリスクを増大させるといえる。なお，結核やB型肝炎再活性化についても，生物学的製剤とステロイドの併用では同様のリスク要因を考慮すべきであり潜在性結核にはイソニアジドなどの一定期間の投与，B型肝炎既感染者に対してはウイルス量の測定と抗ウイルス薬併用などの対処[10]も必要となる。

ステロイド療法中の不活化ワクチン接種は，抗体価が不十分となる可能性はあるものの不都合はなく，積極的に勧められる。一方，生ワクチンについては，添付文書上は禁忌となっている。しかし，米国CDC（Centers for Disease Control and Prevention）によると[11]，PSL換算で20 mg/日以下あるいは2 mg/kgを14日以下なら生ワクチンも可としている。この点はあくまで専門家意見のレベルではあるが，妊娠を望むRA女性患者で風疹ワクチン接種を希望された場合，RA治療で一般的な用量であればステロイド療法下でも考慮されてよいと解釈される。なお，生物学的製剤の使用中は，添付文書上では生ワクチン投与は禁忌であり，現状では十分な情報がないことから，ステロイド併用の有無にかかわらず生ワクチン投与は避けるべきであろう。

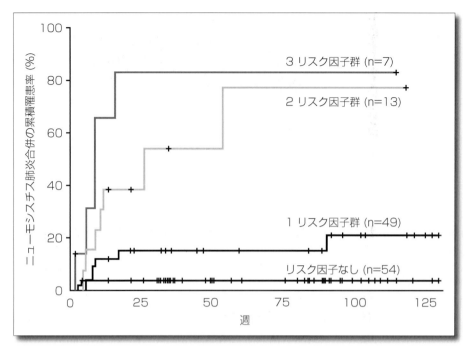

図1 インフリキシマブ治療後のリスク因子数別PCP累積罹患率[9]
リスク因子＝65歳以上，PSL 6 mg 以上，肺疾患合併

■骨粗鬆症・骨壊死・低身長

ステロイド性骨粗鬆症は全身および局所のさまざまな機序の結果，いずれも骨形成低下と骨吸収亢進によって引き起こされる[12]。ステロイド性骨粗鬆症にはわが国でもガイドラインが公表されており，第一選択薬としてビスホスホネート製剤が勧められているが，近年では副甲状腺ホルモン製剤などの有効性を示す報告がある。また，生物学的製剤でもある抗RANKL抗体のデノスマブは，骨代謝を改善させるばかりでなく，RAの関節破壊の進行を阻害する[13]。デノスマブには抗炎症効果はないが，ステロイド性骨粗鬆症の予防法としても，また他の治療が選択し難いRA患者に対する異なった作用機序の治療法としても注目されている。

Okanoら[14]はRA患者に対する観察研究で，骨密度および血清骨代謝マーカーに及ぼす治療薬の影響を検討した。その結果，生物学的製剤とビスホスホネートは独立して骨密度と骨代謝マーカーによい影響を示したが，ステロイド治療では逆に負の影響が認められた。すなわち，生物学的製剤はRA患者の骨代謝を改善する可能性があるが，ステロイド併用はその作用を弱めるとしている。

高用量ステロイドが大腿骨頭壊死に関係していることは明らかだが，RA患者に対する低用量投与での影響は明確ではない。また，小児ではしばしばステロイド治療による低身長が問題となるが，これも用量依存性である。生物学的製剤で疾患コントロール可能となれば，ステロイドの使用率・使用量共に減らすことが可能となる。

■動脈硬化病変

ステロイドは，冠動脈疾患の危険因子である高血圧，糖代謝異常，脂質異常症を誘導するため，動脈硬化には促進的に働くものと理解されてきた。しかし，高用量ステロイド治療後には，総コレステロールと低比重リポ蛋

表3 ステロイド療法による血清脂質の変動

- ●総コレステロール濃度増加
  - HDLコレステロール濃度増加
  - LDLコレステロール濃度増加
  - HDL/LDL比増加（atherogenic index 改善傾向）
- ●中性脂肪濃度変動なし，長期では増加傾向
- ●リポ蛋白（a）濃度減少

白（LDL）濃度も増加するが，一方で高比重リポ蛋白（HDL）濃度も増加するためatherogenic indexは必ずしも悪化しない。また，動脈硬化の独立した危険因子であるリポ蛋白（a）濃度はステロイド治療により低下する[15]。一方，中性脂肪濃度は，当初はステロイド療法により変動しないが，長期になると増加することが多い。表3に，ステロイド療法後の血清脂質濃度の変動をまとめたが，脂質異常症に限っていえば，ステロイドは必ずしも動脈硬化のリスク因子ではなさそうである。

一方，生物学的製剤のTNFα阻害薬[16]およびトシリズマブ[17]でも，前述のステロイドに類似した脂質異常症が認められる。すなわち，血清総コレステロール濃度は増加するが，HDLの増加のほうがLDLの増加よりも高度なため，この変動も動脈硬化にはわるい影響を与えないと想定されている。しかし，これらはあくまで動脈硬化のサロゲートマーカーの変動であり，本来は真のアウトカムである心血管系事象の合併率を検証する大規模臨床試験が必要である。なお，TNFα阻害薬よりもトシリズマブのほうが脂質代謝に及ぼす影響はより強い傾向がみられる。また，ステロイドと生物学的製剤の併用が脂質代謝に相加的に作用するか否かについては明らかではない。

おわりに

RAに対するステロイド療法につき，生物学的製剤との併用の観点からまとめた。ステロイドはそれ自身が強力な作用を有しているが，多くの問題点を持っていることも事実である。しかし，このことはすべての薬物に共通であり，生物学的製剤も同様である。ステロイドは，現在ではRA治療の中心とはいえないが，臨床現場では生物学的製剤との併用もかなりの例で行われている。本稿でまとめたように，生物学的製剤とステロイドの併用を積極的に支持するエビデンスがないことを考慮すると，これらの併用により寛解が得られた後には，積極的にステロイドの中止または可能な限りの減量を目指すべきであろう。

文献

1) 川合眞一編：「研修医のためのステロイドの使い方のコツ」，文光堂，東京，2009（4月）
2) Kirwan JR：The effect of glucocorticoids on joint destruction in rheumatoid arthritis. The Arthritis and Rheumatism Council Low-Dose Glucocorticoid Study Group. N Engl J Med. 1995；333：142-146.
3) Svensson B, Boonen A, Albertsson K, van der Heijde D, Keller C, Hafstrom I：Low-dose prednisolone in addition to the initial disease-modifying antirheumatic drug in patients with early active rheumatoid arthritis reduces joint destruction and increases the remission rate：a two-year randomized trial. Arthritis Rheum. 2005；52：3360-3370.
4) Wassenberg S, Rau R, Steinfeld P, Zeidler H：Very low-dose prednisolone in early rheumatoid arthritis retards radiographic progression over two years：a multicenter, double-blind, placebo-controlled trial. Arthritis Rheum. 2005；52：3371-3380.
5) Goekoop-Ruiterman YP, de Vries-Bouwstra JK, Allaart CF, van Zeben D, Kerstens PJ, Hazes JM, Zwinderman AH, Ronday HK, Han KH, Westedt ML, Gerards AH, van Groenendael JH, Lems WF, van Krugten MV, Breedveld FC, Dijkmans

BA：Clinical and radiographic outcomes of four different treatment strategies in patients with early rheumatoid arthritis (the BeSt study)：a randomized, controlled trial. Arthritis Rheum. 2005；52：3381-3390.
6) 川合眞一：副腎皮質ステロイド．「今日の治療薬2014」（編集：浦部晶夫，島田和幸，川合眞一），pp. 239-246，南江堂，東京，2014.
7) Wolfe F, Caplan L, Michaud K：Treatment for rheumatoid arthritis and the risk of hospitalization for pneumonia: associations with prednisone, disease-modifying antirheumatic drugs, and anti-tumor necrosis factor therapy. Arthritis Rheum. 2006; 54: 628-634.
8) Strangfeld A, Eveslage M, Schneider M, Bergerhausen HJ, Klopsch T, Zink A, Listing J：Treatment benefit or survival of the fittest: what drives the time-dependent decrease in serious infection rates under TNF inhibition and what does this imply for the individual patient? Ann Rheum Dis. 2011; 70: 1914-1920.
9) Harigai M, Koike R, Miyasaka N：Pneumocystis Pneumonia under Anti-Tumor Necrosis Factor Therapy (PAT) Study Group. Pneumocystis pneumonia associated with infliximab in Japan. N Engl J Med. 2007; 357: 1874-1876.
10) 日本リウマチ学会：B型肝炎ウイルス感染リウマチ性疾患患者への免疫抑制療法に関する提言．http://www.ryumachi-jp.com/info/news120905.pdf
11) The Epidemiology Program Office, Centers for Disease Control and Prevention (CDC)：General Recommendations on Immunization．http://www.cdc.gov/MMWR/PDF/RR/RR5102.pdf
12) 金子開知，川合眞一：グルココルチコイド誘発性骨粗鬆症の病態と治療．日本臨床免疫学会会誌　2011; 34: 138-148.
13) Cohen SB, Dore RK, Lane NE, Ory PA, Peterfy CG, Sharp JT, van der Heijde D, Zhou L, Tsuji W, Newmark R：Denosumab Rheumatoid Arthritis Study Group. Denosumab treatment effects on structural damage, bone mineral density, and bone turnover in rheumatoid arthritis: a twelve-month, multicenter, randomized, double-blind, placebo-controlled, phase II clinical trial. Arthritis Rheum. 2008; 58: 1299-1309.
14) Okano T, Koike T, Tada M, Sugioka Y, Mamoto K, Wakitani S, Nakamura H：The limited effects of anti-tumor necrosis factor blockade on bone health in patients with rheumatoid arthritis under the use of glucocorticoid. J Bone Miner Metab. 2013 Nov 15 [Epub ahead of print]
15) Aoki K, Kawai S：Glucocorticoid therapy decreases serum lipoprotein (a) concentration in rheumatic diseases. Intern Med. 1993; 32: 382-386.
16) Daïen CI, Duny Y, Barnetche T, Daures JP, Combe B, Morel J：Effect of TNF inhibitors on lipid profile in rheumatoid arthritis: a systematic review with meta-analysis. Ann Rheum Dis. 2012; 71: 862-868.
17) Nishimoto N, Ito K, Takagi N：Safety and efficacy profiles of tocilizumab monotherapy in Japanese patients with rheumatoid arthritis: meta-analysis of six initial trials and five long-term extensions. Mod Rheumatol. 2010; 20: 222-232.

第3章 関節リウマチにおける生物学的製剤と他の薬剤との併用

3 生物学的製剤と非ステロイド抗炎症薬（NSAIDs）

兵庫医科大学内科学講座　リウマチ・膠原病科　講師　東　直人
兵庫医科大学内科学講座　リウマチ・膠原病科　主任教授　佐野　統

はじめに

非ステロイド抗炎症薬（non-steroidal anti-inflammatory drugs；NSAIDs）は鎮痛、抗炎症効果を有し、関節リウマチ（rheumatoid arthritis；RA）の治療においてかつて第一選択薬であった。しかし、近年RA治療は発症早期からメトトレキサート（MTX）を中心とする抗リウマチ薬や生物学的製剤を用いたタイトコントロールによる臨床的寛解を目指すことが基本方針となり、関節破壊抑制効果のないNSAIDsとステロイド薬は補助的薬剤と位置づけられている[1,2]。

しかし、RA治療において疼痛管理は最大の課題の1つであり、その治療手段としてNSAIDsは頻用されている。NSAIDsは副作用が少なくないため、疼痛の種類、個々の患者の身体状況や病状、薬剤の特性などを考慮した使用が疼痛管理の質の向上のみならず、副作用を回避する上で重要である。

NSAIDsの作用機序とCOX-2

NSAIDsの作用機序

NSAIDsはシクロオキシゲナーゼ（COX）の活性を阻害することによりプロスタグランジン（PG）産生を抑制し抗炎症作用を発揮する。また、PG類は炎症局所で増加した発痛物質ブラジキニンの痛覚受容体感受性の閾値を低下させることで疼痛を増強させると考えられており、NSAIDsはPG産生抑制により鎮痛作用も発揮する[3,4]。

COXには2つのアイソザイムがある。COX-1はほとんどの臓器に構成的に発現し、胃粘膜、血管内皮などにおける組織保護作用を有するPGの生合成に関与する。COX-2は通常は細胞内にはほとんど存在せず、炎症組織において誘導される[3,4]。従来のNSAIDsはCOX-1とCOX-2をともに抑制し消炎鎮痛作用を発揮するが、COX-1阻害により粘膜血流増加や粘液産生促進など胃粘膜防御に関与する内因性PGの産生が抑制されるため消化管障害が生じる[3~6]。COX-2阻害薬はCOX-1を阻害しないため消化管障害などの副作用が少ない理想的なNSAIDsと考えられ開発が進められた。

RAにおけるCOX-2の役割[4,5]

RAでは滑膜に浸潤した炎症性細胞により産生されたtumor necrosis factor（TNF）-αやinterleukin（IL）-1などのサイトカインがCOX-2を誘導しPGE2を産生する。PGE2は破骨細胞の分化・成熟を誘導し、成熟した破骨細胞が骨破壊を惹起すると考えられている。PGE2は血管新生を惹起し、炎症をさらに増幅することも知られる。また、RA患者の滑膜組織ではCOX-2の強発現が

見られるが，変形性関節症（osteoarthritis: OA）や健常者の滑膜組織ではCOX-2の発現はほとんど見られない。COX-2の発現は滑膜細胞のアポトーシスを抑制し，滑膜増殖を誘導することも報告されている。マウスではCOX-2遺伝子をノックアウトするとコラーゲン関節炎が発生しないことも知られる。さらに培養滑膜細胞をIL-1やTNF-αで刺激するとCOX-2の発現が著明に誘導され，アンチセンスによるCOX-2遺伝子阻害により滑膜細胞にアポトーシスが誘導されることが示されている。これらよりRAの関節破壊機序においてCOX-2は重要な役割を果たしていると考えられる。

■ RAにおけるCOX-2阻害薬の有効性

RA症例での24週調査では，セレコキシブ（400 mg/日）投与群では腫脹関節数，疼痛関節数ともに経時的に減少し，それはジクロフェナク（徐放剤：150 mg/日）投与群と比べ有意差がなく[7]，セレコキシブの臨床効果が従来のNSAIDsに劣らないことが示されている。

セレコキシブではRAの滑膜細胞にアポトーシスを誘導し，細胞増殖を抑制する作用が報告されている[8]。この作用は他のNSAIDsにはなく，セレコキシブには抗リウマチ効果が期待されるが，現時点では臨床効果としては証明されていない。

▍NSAIDsのRA治療における位置づけ

現在RA治療においてNSAIDsは鎮痛作用によるquality of life（QOL）改善を目的とした補助的薬剤と位置づけられている。

具体的には，RAの診断確定までの期間や生物学的製剤，抗リウマチ薬の効果発現までの期間の「橋渡し」的な使用，疾患活動性がコントロールできない場合，何らかの理由で生物学的製剤や抗リウマチ薬による治療が行えない場合，疾患活動性はコントロールできているがすでに生じた骨破壊や変形に伴う関節痛がある場合での使用が主である。

NSAIDsは関節破壊抑制効果がなく，副作用が少なくないため，可能な限り低用量，短期間の使用とするべきである。生物学的製剤や抗リウマチ薬によりRAの疾患活動性のコントロールができればNSAIDsは漫然と使い続けず，速やかに減量または屯用への変更，可能であれば中止する。

▍NSAIDsの副作用と使い分け

■ NSAIDsの副作用[3〜5]

NSAIDsにはPG類の生理的な作用を阻害するため消化管障害をはじめ腎障害，心血管障害など種々の副作用がある（表1）[9]。

1．消化管障害[3〜5,10]

NSAIDsの胃粘膜障害はPG産生抑制を介する経路に加え，NSAIDsが酸性環境下で脂溶性となり，細胞膜を通過して直接細胞障害を起こすことも一因となっている。

1991年の日本リウマチ財団の調査では

表1　NSAIDsの副作用

共通してみられるもの
・胃腸障害*
・皮疹
・肝障害
・腎障害
・アスピリン喘息
・造血臓器障害
特異的にみられるもの
・アスピリン：耳鳴り**，難聴**
・インドメタシン：ふらふら感**，めまい**，頭痛，パーキンソン症候群の悪化
・イブプロフェン，スリンダク：髄膜刺激症状
・メフェナム酸：溶血性貧血
・ピロキシカム：光線過敏症
・フェニルブタゾン：再生不良性貧血，無顆粒球症

*　頻度が最も高い
**　薬物の血中濃度に依存して出現する

（文献9より引用）

NSAIDsを3ヵ月以上服用した関節炎患者1,008人で何らかの上部消化管病変を62.2%に認め，内訳は胃炎，胃潰瘍，十二指腸潰瘍がそれぞれ38.5%，15.5%，1.9%であった。NSAIDs非服用者の胃潰瘍有病率は4.1%（日本消化器集団検診学会（1988年））であるためNSAIDs長期服用者では約3.8倍多い。また，何らかの病変を認めた患者の54.9%で消化器症状を伴わなかったことも特徴である[11]。

カプセル内視鏡による調査では，3ヵ月以上NSAIDsを服用している関節炎患者の71%で小腸粘膜病変を認め，非服用群の10%に比べ高率と報告されている[12]。またNSAIDsによる大腸粘膜病変について近年明らかになってきており[13]，NSAIDsによる消化管障害は全消化管で生じると考えるべきであろう。

NSAIDsによる胃・十二指腸潰瘍の危険因子とそのオッズ比を表2・図1に示す[14,15]。高齢化に伴い低用量アスピリンの予防的使用が増加しているが，消化管障害に加え抗血小板作用による出血を助長する。ヘリコバクター・ピロリ感染とNSAIDsは相加的に消化性潰瘍と上部消化管出血のリスクを高める。ビスホスホネート（BP）製剤もNSAIDs潰瘍のリスクを増加するとされる。RA患者ではNSAIDsの長期使用に加え，ステロイド薬やBP製剤など消化管障害をきたし得る薬剤の併用率が高いため消化管障害発

表2　NSAIDsによる胃・十二指腸潰瘍の危険因子

確実な危険因子
・高齢（加齢と併行してリスク増大） ・潰瘍の既往歴 ・ステロイド薬の併用 ・複数あるいは高用量のNSAIDsの服用 ・抗凝固薬の併用 ・重篤な全身性疾患の合併
可能性のある危険因子
・ヘリコバクター・ピロリ感染 ・喫煙 ・アルコール摂取

（文献14より引用）

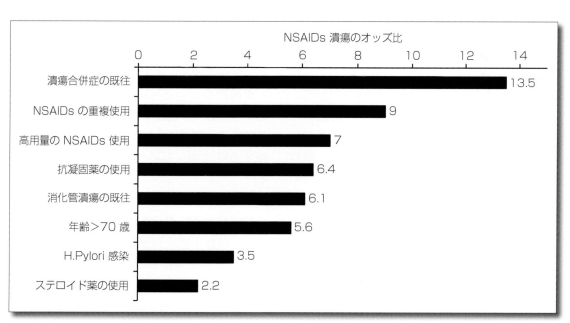

図1　NSAIDsによる胃・十二指腸潰瘍の危険因子のオッズ比

（文献15より引用）

生率がOA患者に比し有意に高いとされる。

2. 腎障害[3~5,16]

PG合成抑制に起因する腎血流低下に伴う機能的腎障害を呈する。慢性腎疾患合併例や高齢者では腎血流量が低下しており，NSAIDsによる腎障害の危険性が高くなる。また，長期使用で慢性間質性腎障害をきたす。症状や尿所見は乏しいが，潜在性に腎障害が進行するため注意を要する。頻度は少ないが，アレルギー機序による急性間質性腎障害や微小変化型ネフローゼもある。

COX-2阻害薬は腎機能に与える影響が少ないという報告もある。しかし，通常炎症部位に発現するCOX-2は腎臓では他臓器と異なり常に発現し，腎血流維持に影響しているためCOX-2阻害薬も従来のNSAIDs同様に腎障害を起こすとされる。

RAは女性に多く，さらに加齢や長期罹患による筋肉量減少が加わることでクレアチニン（Cr）産生が低下する。そのため血清Crは低値となり，見かけ上腎機能正常となることを認識しておくべきである。高齢者などでの腎機能評価は血清Crに，推算糸球体濾過量（eGFR），血清シスタチンC，尿中β2ミクログロブリン（β2MG）や尿中N-アセチル-β-D-グルコサミニダーゼ（NAG）など複数の指標を組み合わせたい。

3. 心血管障害[3~5]

COX-2選択性の高いNSAIDsで心筋梗塞など心血管障害発症リスクが増大することが明らかとなった。COX-2阻害薬は血小板凝集作用を示すトロンボキサン（TX）A2の合成に関わるCOX-1は抑制せず，血管内皮のCOX-2阻害により血小板凝集抑制作用を示すPGI2を抑制することでTXA2とPGI2の比が血栓傾向になることが原因（FitzGeraldの仮説）といわれるが，詳細は不明である。その後，COX-2選択性にかかわらずNSAIDs全般に心筋梗塞などの血管系副作用が多いという報告もあり，結局アメリカ食品医薬品局（FDA）は，心血管障害合併リスクはCOX-2阻害作用を有する薬剤に共通するリスクと判断し，すべてのNSAIDが添付文書に心血管系リスクに関する警告表示をするよう指示されている。

■ NSAIDsの使い分け[3~5,10,17]

現在本邦では50種類以上のNSAIDsが承認されている。副作用予防の観点から，患者個々の状態とNSAIDsそれぞれの「化学構造」「COX-2選択性」「血中半減期」「drug delivery system（DDS）」を考慮した使い分けがなされるべきである。

1. 化学構造に基づく使い分け

アニリン系NSAIDsのアセトアミノフェンは消化管出血などの副作用が少ない。小児や妊産婦にも使用可能とされる。

アスピリン喘息（aspirin-induced asthma: AIA）合併例では酸性NSAIDsは内服薬，坐薬，注射薬のみならず貼付薬や塗布薬も禁忌である。AIA例では塩基性NSAIDs（エモルファゾン，チアラミド），COX-2阻害薬（セレコキシブなど）が使用可能である。添付文書ではAIA例は禁忌とされているが，多くの専門医の臨床経験に基づき安全性は高いとされている。

2. 血中半減期による使い分け（表3）

半減期の短いNSAIDsは血中濃度の立ち上がりが速く，急性発症で疼痛が強い時に適している。朝のこわばりや慢性的な疼痛が持続する時は中〜長時間型のNSAIDsを用いる。

半減期の長いNSAIDsは服用回数が少なく利便性は高いが，高齢者や肝・腎機能低下症例では血中濃度が上昇し，副作用が発現しやすいため半減期の短いNSAIDsを少量から使用するのがよい。

3. DDSによる使い分け

ロキソプロフェンなどプロドラッグはそれ自体不活性だが，胃腸で吸収された後に体内

表3 血中半減期によるNSAIDsの分類

	主な薬剤 (一般名(商品名))	血中半減期 (時間)	用法
長時間半減期	オキサプロジン(アルボ)	50	1日1〜2回
	ピロキシカム(フェルデン，バキソ)	48	1日1回
中時間半減期	メロキシカム(モービック)	28	1日1回
	ナブメトン(レリフェン)	21	1日1回
	スリンダク(クリノリル)	18	1日2回
	ナプロキセン(ナイキサン)	14	1日2〜3回
	エトドラク(ハイペン，オステラック)	7	1日2回
	セレコキシブ(セレコックス)	7	1日2回
短時間半減期	プラノプロフェン(ニフラン)	5	1日3回
	ロルノキシカム(ロルカム)	2.5	1日3回
	イブプロフェン(ブルフェン)	2	1日3回
	チアプロフェン酸(スルガム)	2	1日3回
	ロキソプロフェン(ロキソニン)	1.3	1日3回
	ジクロフェナク(ボルタレン)	1.3	1日3回

(文献17より引用)

で代謝され活性体になる。直接的な胃粘膜のPG合成抑制は弱く，消化管障害は比較的軽度であるが，血中を介しての胃腸障害は阻止できない。また，スリンダクは腎で不活化されプロドラッグとなるため腎機能に影響が少ないとされる。一方，肝障害時には活性体になりにくいためプロドラッグは適さない。徐放薬は服薬コンプライアンスがよく，効果持続時間も長いが，同種の短時間型の薬剤に比べると効果はやや弱い。坐薬は速効性が期待できるが，消化管障害発生率は経口薬と変わらないとされる。経皮吸収薬は効果は弱く，局所に限られるが，安全性で明らかに優れる。

4. COX-2選択性による使い分け

COX-2選択性が高いセレコキシブ，エトドラク，メロキシカムは従来のNSAIDsに比べ消化管障害の発生率が有意に低い。日本人健常成人を対象とした試験では胃・十二指腸潰瘍発生率はセレコキシブ投与群で1.4%，プラセボ群で2.7%，ロキソプロフェン投与群では27.6%であり，セレコキシブ群で有意に低率であった[18]。エトドラクもアメリカの日常診療における約16,000例が対象の大規模調査でナプロキセンに比べ消化管障害が有意に少ないことが確認されている[19]。CONDOR試験では，OAおよびRA症例においてセレコキシブ投与群はジクロフェナクにオメプラゾールを併用した群と比較し，上部および下部消化管障害発生率が有意に低値と報告されている[20]。よってNSAIDsによる消化性潰瘍の危険因子を有する患者ではCOX-2阻害薬を考慮したい。ただし，消化管障害の発生頻度は低いものの従来のNSAIDsと同様にプロトンポンプ阻害薬やPG製剤(ミソプロストール)の併用が望ましい。なお，エトドラク，セレコキシブとも低用量アスピリンの併用で消化管への安全性は消失することが報告されている[19]。高齢者ではCOX-2阻害薬における心血管系病変に注意を要する(エトドラク，メロキシカムでは関連性は乏しいとされる)。

その他

1. 他剤との併用

NSAIDsとの併用でMTXの血中濃度が上

昇し，MTXによる口内炎や胃部症状が発現しやすくなる[5]。また，NSAIDsの2剤以上の併用は効果は増さず，消化管障害などの副作用が増すとされる。

2. 妊娠時の使用[21,22]

NSAIDs全体の催奇形性は否定されているが，COX-2阻害薬は安全性に関するデータが乏しく避けるべきである。妊娠後期の投与でNSAIDsのPG阻害作用により胎児の動脈管早期閉鎖を起こすことが知られ，また腎血流低下による羊水過少症の報告もあり，妊娠後期のNSAIDsの使用は禁忌である。

妊娠中にRAが増悪した場合はステロイド薬の使用や関節注射などで対応することとなる。近年，エタネルセプトを中心にTNF阻害薬を妊娠中に使用し，RAに対する良好な効果はもとより，妊娠経過と児への影響の点で安全であったという報告が増えている[23]。また，セルトリマブペゴルはFc領域を有さないため胎盤通過に関与するFcRn受容体の影響を受けず，胎盤通過が極めて少ないことが報告されている[24]。妊娠中にTNF阻害薬（インフリキシマブ，アダリムマブ，セルトリズマブペゴル）の投与を受けていたクローン病患者における出産直後の母体と臍帯の各薬物の濃度を比較した結果からもセルトリズマブペゴルの胎盤通過性の低さが示されている[25]。

これまでは妊娠～授乳中に十分なRA治療ができず，関節破壊が進行する症例も見られたため，今後期待したい内容である。

3. 検査

NSAIDs潰瘍は自覚症状が乏しく，特にハイリスク患者では内視鏡検査を定期的に行うべきであろう。

おわりに

生物学的製剤の出現はRA治療にパラダイムシフトをもたらした。しかし，NSAIDsは現在もRAに伴う諸々の疼痛に対する治療薬として不可欠である。疼痛管理において副作用を最小限にとどめ，十分な効果を得るためには正確な診断と病態把握に基づく薬物選択，患者背景と各薬剤の特性を理解した服薬計画が重要である。

文献

1) Smolen JS, Landewe R, Breedveld FC et al : EULAR recommendations for the management of rheumatoid arthritis with synthetic and biological disease-modifying antirheumatic drugs. Ann Rheum Dis 69 : 964-975, 2010.
2) Singh JA, Furst DE, Bharat A et al : 2012 update of the 2008 American College of Rheumatology recommendations for the use of disease-modifying antirheumatic drugs and biologic agents in the treatment of rheumatoid arthritis. Arthritis Care Res (Hoboken) 64 : 625-639, 2012.
3) NSAIDsの選び方・使い方ハンドブック．佐野 統編，羊土社，東京，2010.
4) 佐野 統：非ステロイド抗炎症薬（COX-2阻害薬）．日内会誌 100：2888-2901, 2011.
5) COX-2阻害薬の適正使用．佐野 統編，フジメディカル出版，大阪，2012.
6) 薬物性潰瘍．消化性潰瘍診療ガイドライン．日本消化器病学会編，南江堂，東京，pp91-117, 2009.
7) Emery P, Zeidler H, Kvien TK et al : Celecoxib versus diclofenac in long-term management of rheumatoid arthritis : randomized double-blind comparison. Lancet 354 : 2106-2111, 1999.
8) Kusunoki N, Yamazaki R, Kawai S : Induction of apoptosis in rheumatoid synovial fibroblasts by celecoxib, but not by other selective cyclooxygenase 2 inhibitors. Arthritis Rheum 46 : 3159-3167, 2002.
9) 高崎芳成：第3章 非ステロイド系消炎鎮痛薬（NSAIDs）．診断のマニュアルと

EBMに基づく治療ガイドライン（改訂版）．厚生労働省研究班編，日本リウマチ財団，東京，pp71-77, 2004.
10) 東直人, 佐野統：整形外科・リウマチ疾患におけるNSAIDsの使用と消化管障害の対策. 消臨 16：136-141, 2013.
11) 塩川優一, 延永正, 斉藤輝信ほか. 非ステロイド性抗炎症剤による上部消化管障害に関する疫学調査. リウマチ 31：96-111, 1991.
12) Graham DY, Opekun AR, Willingham FF, et al：Visible small-intestinal mucosal injury in chronic NSAID users. Clin Gastroentrerol Hepatol. 3：55-59, 2005.
13) 蔵原晃一, 松本主之, 飯田三雄：大腸粘膜障害の診断と臨床的特徴. 日本臨牀 69：1098-1103, 2011.
14) Wolfe MM, Lichtenstein DR, Singh G：Gastrointestinal toxicity of nonsteroidal anti-inflammatory drugs. N Engl J Med 340：1888-1899, 1999.
15) Scheiman JM：Unmet needs in non-steroidal anti-inflammatory Drug-induced upper gastrointestinal diseases. Drugs 66 Suppl 1：15-21, 2006.
16) 東直人, 佐野統：関節リウマチ. 日内会誌 100：1237-1243, 2011.
17) 東直人, 佐野統：疼痛管理の重要性とNSAIDsの位置づけをみる. 整形外科診療のためのNSAIDs処方ハンドブック～NSAIDs処方と潰瘍対策の実際～ 岩本幸英, 菅野健太郎編, 先端医学社, 東京, pp14-22, 2012.
18) Sakamoto C, Kawai T, Nakamura S et al：Comparison of gastroduodenal ulcer incidence in healthy Japanese subjects taking celecoxib or loxoprofen evaluated by endoscopy：a placebo-controlled, double-blind 2-week study. Aliment Pharmacol Ther 37：346-354, 2013.
19) Weideman RA, Kelly KC, Kazi S et al：Risks of clinically significant upper gastrointestinal events with etodolac and naproxen：a historical cohort analysis. Gastroenterology 127：1322-1328, 2004.
20) Chan FK, Lanas A, Scheiman J et al: Celecoib versus omeprazole and diclofenac in patients with osteoarthritis and rheumatoid arthritis（CONDOR）：a randomized trial. Lancet 376：173-179, 2010.
21) 村島温子：解熱・鎮痛・抗炎症薬. 妊娠と授乳. 伊藤真也, 村島温子編, 南山堂, 東京, pp185-190, 2010.
22) 田中菜穂子, 川合眞一：関節リウマチ, 膠原病の妊娠時にはどのような薬剤が使用できるか？ 分子リウマチ治療 6: 15-19, 2013.
23) 古川加奈子, 前島悦子, 一ノ瀬正和：エタネルセプト投与下で妊娠・出産した関節リウマチの一例. 日臨免誌 36: 47-51, 2013.
24) 関節リウマチ（RA）に対するTNF阻害薬使用ガイドライン（2014年6月29日改訂版）；http://www.ryumachi-jp.com/info/guideline TNF.html
25) Mahadevan U, Wolf DC, Dubinsky M, et al：Placental transfer of antitumor necrosis factor agents in pregnant patients with inflammatory bowel disease. Clin Gastroenterol Hepatol. 11：286-292. 2013.

第3章 関節リウマチにおける生物学的製剤と他の薬剤との併用

4 バイオシミラー

東邦大学医学部内科学講座　膠原病学分野（医療センター大橋病院）　教授　**亀田　秀人**

はじめに

　全世界の薬剤費の16％を生物学的製剤が占める今日，疾患の治療における生物学的製剤の費用は，生物学的製剤治療を受ける患者個人の問題にとどまらず，国家予算の問題となる。少しでも安価に生物学的製剤を提供するための方策の1つにバイオシミラー製剤がある。エタネルセプトの特許が2012年で失効，今後2015年にインフリキシマブ，2016年にリツキシマブやアダリムマブも特許失効を迎えることもあって，バイオシミラーへの注目が高まっている。

バイオシミラーとは

　バイオシミラーという用語は，2004年にオランダのSchellekensが「ジェネリック医薬品」と区別するために提案したものと思われる[1]。「ジェネリック」は化学的手法により合成された低分子化合物で，オリジナル薬剤と完全に同一の構造であり，通常は薬物動態（吸収，分布，代謝，排泄）の同等性が示されれば認可される。一方，バイオシミラーは既存の生物学的製剤と「品質，安全性，有効性」（The European Medicines Agency；EMA）[2]，「安全性，純度，効能」（米国 Food and Drud Administration；FDA）[3] に臨床的意義のある相違が見い出されない生物学的製剤にのみ与えられる名称である。しかしながら，この規格に合致するためには後述の多くの試験が必要であり，特に開発途上国では同等性が証明されていない「コピー製剤」であっても高いニーズが存在するため，エタネルセプトのコピー製剤が中国の製薬会社で製造され，中国（Yisaipu）やコロンビア（Etanar）で販売されている[4]。バイオシミラーの既存製剤との"同等性"は重要であって，製造工程の相違によって結果的に安全性や有効性が明らかに優れていた場合には，バイオシミラーではなく，「改良型製剤」となる。

バイオシミラーの課題

　基礎研究において用いる試薬でも，血清やアジュバントなどではロットによる実験結果の差異が見られる。抗体製剤や受容体融合蛋白などの生物学的製剤は，細胞株の厳格な条件下での培養などの工程があり，特に翻訳後修飾としての糖鎖付加などが完全にコントロールしきれない領域となっている。わずかな高次構造の相違が免疫原性を生じる。ホルモン製剤においても，糖鎖のない成長ホルモンや顆粒球コロニー刺激因子（granulocyte-colony stimulating factor；G-CSF）では問題が生じにくかった。エリスロポイエチン製剤ではリコンビナント製剤であっても，製剤

投与によりまれに患者の体内で抗エリスロポイエチン抗体が産生され，赤芽球癆を引き起こすことが知られているが，成因は糖鎖の関与の有無も含めて明らかでない[5]。免疫原性は生物学的製剤の宿命ともいえるが，有効性と安全性の双方に寄与する重要事項である。投与経路も免疫原性に大きく影響し，同一の製剤であっても皮下注射製剤は点滴静注製剤よりも免疫原性が高まる。これには高用量トレランスや皮下の樹状細胞が要因として考えられる。したがって，バイオシミラーは投与経路も既存製剤と同一でなければならない。

製剤の抗原結合部位のみならず，Fc受容体結合部位も重要な意義を持つ。Fc領域のわずかな相違によって，補体の結合・活性化能やADCC（抗体依存性細胞障害性；antibody-dependent cellular cytotoxicity）機能，そして創傷治癒に重要とされる制御性マクロファージ機能などが大きく変化する。したがって，バイオシミラーに要求される同等性とはどこまでであろうか？ EMAとFDAが必須としているのは一次アミノ酸配列，効能，投与経路，そして可能な限りの高次構造や翻訳後修飾である[4]。そして薬物動態，薬力学，安全性と有効性，免疫原性についての試験も要求される。これらの課題をクリアするためには60以上の試験に合格しなければならないとされているために，安全性などが不確かな先述の「コピー製剤」が，開発途上国では市場に出ているのである。

適応疾患については既存製剤の適応が外挿可能かという問題がある。世界で最初のバイオシミラー抗体製剤は，インフリキシマブのバイオシミラー製剤レムジマ（Remsima）であり，2012年に製造販売会社セルトリオンが拠点を構える韓国で，関節リウマチ（RA），強直性脊椎炎，潰瘍性大腸炎，クローン病，乾癬，乾癬性関節炎に対する適応を取得した。しかし，これらすべての疾患に臨床試験を行った訳ではなく，RAと強直性脊椎炎における同等性を示したのみである[6,7]。しかし，病態と製剤の作用機序との

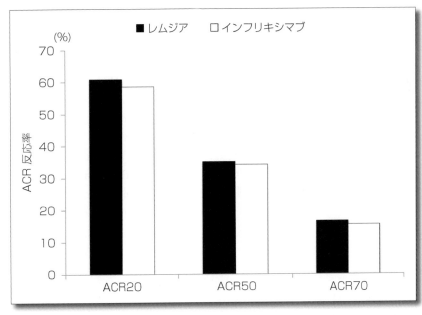

図1　レムジアとインフリシキマブのRAにおける臨床効果の比較
ITT（intension-to-treat）患者群の解析における30週時点でのACR反応率は，2つの治療群で同等であった。

関連，同様の作用機序を有する他の製剤（アダリムマブなど）の有用性を考慮すれば，適応の取得は妥当と判断されるのである。

そして同等性の傍証として，既存製剤からそのバイオシミラーへの変更を行っても，有効性や安全性に全体として変化がないことも重要である。上述の性質から薬局が自動的にバイオシミラーへ変更することは容認されておらず，ジェネリック医薬品以上に慎重な処方医の判断が求められている。

バイオシミラーの臨床成績

それでは，RAにおけるレムジマの治療成績を紹介する。MTX週12.5～25 mgの投与下で活動性を示すRA患者をレムジマ（治験時にはCT-P13）3 mg/kgに302例，インフリキシマブ3 mg/kgに304例を無作為割り付けした第Ⅲ相二重盲検比較試験である[6]。主要評価項目は30週時のACR（米国リウマチ学会）20反応率であり，治療群間の差異の95% CIが15%以内を同等と仮定した。その結果，30週時のACR20反応率はCT-P13治療群で60.9%，インフリキシマブ群で58.6%であり，群間差の95% CIは－6%～10%と算出された。その他，EULAR（欧州リウマチ学会）中等度以上反応性もCT-P13治療群で85.8%，インフリキシマブ群で87.1%と同様であり，薬物動態や薬力学も同様であった。有害事象や製剤に対する抗体の出現率にも差がなかった。強直性脊椎炎患者を対照とした第Ⅰ相試験においても同等の薬物動態や薬力学を示し，有効性や安全性も同様であった[7]。

おわりに

レムジマに関しては日本でも治験が行われており，いずれはRAをはじめとした疾患に承認されると思われる。バイオシミラー製剤の有用性を理解することは難しくないが，信頼して用いるためには，特に長期安全性の実績が求められよう。

文　献

1) Schellekens H：When biotech proteins go off-patent. TRENDS in Biotechnology 2004；8：406-410.
2) European Medicines Agency：Guideline on similar biological medicinal products containing biotechnology-derived proteins as active substance: quality issues. 2006. http://www.ema.europa.eu/docs/en_GB/document_library/Scientific_guideline/2009/09/WC500003953.pdf.
3) US Food and Drug Administration：Quality considerations in demonstrating biosimilarity to a reference product: draft guidance February 2012. http://www.fda.gov/downloads/Drugs/GuidanceCompliance-RegulatoryInformation/Guidances/UCM291134.pdf.
4) Dörner T, Strand Vibeke, Castañeda-Herández G, et al：The role of biosimilars in the treatment of rheumatic diseases. Ann Rheum Dis 2013；72：322-328.
5) McKoy JM, Stonecash RE, Cournoyer D, et al：Epoetin-associated pure red cell aplasia：past, present, and future considerations. Transfusion 2008；48：1754-1762.
6) Yoo DH, Hrycaj P, Miranda P, et al：A randomized, double-blind, parallel-group study to demonstrate equivalence in efficacy and safety of CT-P13 compared with innovator infliximab when coadministered with methotrexate in patients with active rheumatoid arthritis：the PLANETRA study. Ann Rheum Dis 2013 (in press).
7) Park W, Hrycaj P, Jeka S, et al：A randomized, double-blind, multicenter, parallel-group, prospective comparing the pharmacokinetics, safety, and efficacy of CT-P13 and innovator infliximab in patients with ankylosing spondylitis：the PLANETAS study. Ann Rheum Dis 2013 (in press).

第3章 関節リウマチにおける生物学的製剤と他の薬剤との併用

5 生物学的製剤の休薬の可能性

産業医科大学医学部　第一内科学講座　准教授　齋藤　和義
産業医科大学医学部　第一内科学講座　教授　田中　良哉

はじめに

　関節リウマチ（RA）の治療において早期に診断してメトトレキサート（MTX）を導入し，きちんと3ヵ月ごとに総合活動性指標により疾患活動性を評価し，効果不十分症例には遅滞なく抗TNFα抗体インフリキシマブを含む生物学的製剤による加療へ変更することにより早期RAでは約半数が寛解導入可能であることが明らかとなっている。さらに，寛解達成後にはインフリキシマブを中止（バイオフリー），さらにはMTXを中止して（ドラッグフリー）寛解を維持しえることも可能であることが報告された。

　2013年3月にセルトリズマブが製造承認されて，本邦では現在TNF阻害剤5剤，IL-6阻害療法（トシリズマブ），選択的T細胞刺激調整剤（アバタセプト）の合計7剤が使用可能で，種々の生物学的製剤間でのスイッチも可能となっている。本稿では，そのような生物学的製剤にて寛解導入が達成したのちに，生物学的製剤を中止し得るかに関してエビデンスを紹介するとともにその問題点に関しても言及したい。

インフリキシマブにおけるバイオフリー

　インフリキシマブ（レミケード®）は，本邦では2003年に保険収載されすでに10年間の使用経験があることになる。MTXにて効果不十分な症例においても寛解導入が可能であることが明らかにされたが，インフリキシマブ投与は保険を用いても初年度は年額40万円程度の患者負担がかかる。したがって，いつまでインフリキシマブを投与するのかに関しては治療を受ける側としては極めて重要な問題であるが，2003年インフリキシマブの投与が開始された時にはその質問に明確な回答をするエビデンスが存在しなかった。

　インフリキシマブにより導入された低疾患活動性（LDA）維持に関する本邦での多施設研究（RRR；Remission induction by Remicade in RA，全国27施設）が行われた。インフリキシマブ3 mg/kg投与後にLDA（DAS28＜3.2）が24週以上にわたって維持されている患者（MTX 8 mg/週以下で，12週間以上コントロールされ，PSL換算5 mg/日以下でコントロールされている）へインフォームドコンセントを取得して，インフリキシマブを計画的に中止した。症例背景は114例（解析対象102例），平均年齢51歳，平均罹病期間5.9年であった。この結果，インフリキシマブ投与中止1年後DAS28＞3.2となりインフリキシマブ再開を要したのが29例（28％），DAS28＜3.2を

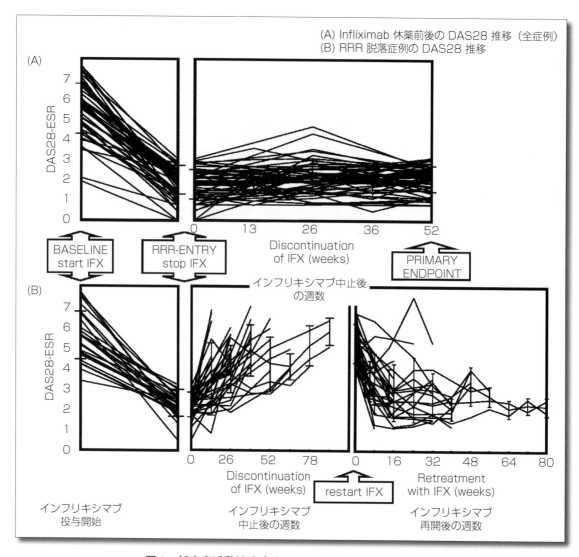

図1　低疾患活動性達成後のインフリキシマブ中止試験
RRR（Remission induction by Remicade in RA）より

維持したのが56例（55％），DAS28＜2.6の寛解状態であったのが44例（43％）であった（図1）。さらに，1年後のDAS28＜3.2と相関する因子（多変量解析）としては，RRR試験エントリー時のDAS28（P＝0.0005）であり，インフリキシマブ中止時にDAS28 2.22であれば50％，DAS28 1.34であれば75％がインフリキシマブ中止1年後にもLDAを維持することが明らかとなった[1]。この試験では，背景における平均罹病期間が約6年であったが必ずしも早期RAでなくてもインフリキシマブは中止し得ることが明らかにされた。また，再燃した27例では，インフリキシマブを再投与したが，5例で軽度の注射時反応を認めたが，再投与後には疾患活動性を再度制御することが可能であった。

その後，休薬3年までのデータが現在追跡され2013年の欧州リウマチ会議で報告された。休薬2および3年目のLDA維持は，それぞれ50/114例（43.9％）および38/114例（33.3％）であった。一方，休薬1年

LDA未達群を対照とした単変量ロジスティック回帰から，年齢，罹病期間，Stage，および，IFX休薬時のDAS28が3年LDA維持に有意に関連した．3年目においても罹病期間とIFX休薬時のDAS28が休薬LDA維持に関連したが，罹病期間が長くても（IQR; 1.1-8.5年）休薬LDAを3年にわたって維持できる可能性が示された．また，1および2年LDA維持症例の，それぞれ78.6％および74.0％が2および3年目にLDAを維持し，休薬LDAを1年満たした後は，高率にLDAを維持できる可能性が示唆された．

また，現在インフリキシマブは本邦でも10 mg/kgまで増量可能となったが，増量をどのように行い，その結果寛解さらにはインフリキシマブを中止し得るかに関する報告はない．そこでRRRR（Remission induction by Raising the dose of Remicade in RA study）試験がデザインされて全国約40施設にわたる共同研究が2011年4月から開始された．RISING試験の結果，治療前の血清TNFα濃度に見合った十分量のインフリキシマブを投与することにより良好な治療反応性が得られることが推測されることより，インフリキシマブ投与開始前の血清TNFα濃度を測定して，その濃度に応じた治療設定することの有用性を検証しようとするものである．対象はMTX効果不十分RAに対してインフリキシマブ3 mg/kgを8週間隔での投与による1）標準的治療（スタンダード治療）群と2）治療戦略（プログラムドコントロール治療）群：治療前のTNF-α濃度を指標として定められたインフリキシマブの投与方法で加療して臨床的寛解達成の可能性や，その後の休薬後寛解維持の可能性を2群間で比較するものである．本研究により，インフリキシマブを如何に増量することが寛解導入さらにはインフリキシマブ中止寛解につながるのかに関する情報が得られることが期待される[2]．

エタネルセプトにおけるバイオフリー

エタネルセプトは2005年に本邦で2番目にRAに対して保険収載された生物学的製剤である．可溶性TNF受容体Ig融合蛋白であり抗体製剤と異なる機序で作用する．最近報告されたPRESERVE試験は，疾患活動性が中等度のRA患者に対してエタネルセプト50 mg/週＋MTXにて加療して，LDAを達成した患者を対象にエタネルセプト50 mg/週を継続した群，25 mg/週へ減量した群，MTX単独群（エタネルセプト投与中止群）の3群における52週後の臨床的活動性などを評価した試験である[3]．DAS28で3.2＜，＜5.1（中等度疾患活動性）に該当し，MTXが15〜25 mg/週で維持されている患者834例（平均年齢48.4歳，平均罹病期間6.9年，平均DAS28 4.4）に対してオープンラベルでエタネルセプト50 mg/週＋MTXで加療した．次に36週後に低疾患活動性となった患者（LDAの達成割合は86％，寛解の達成割合は67％）に対してエタネルセプト50 mg/週＋MTX継続群，25 mg/週＋MTX減量群，MTX単独群（エタネルセプトフリー群）に無作為に割り付けて，その後52週時点における有用性を検討している．その結果，52週終了時における投与継続率は，エタネルセプト投与群で86.6〜89.6％であったのに対してMTX単独群では70.5％であり，エタネルセプト投与群において有意に高い継続率であった．また，DAS28 LDAは，エタネルセプト50 mg/週＋MTX群で82.6％，エタネルセプト25 mg/週＋MTX群で79.1％であり，MTX単独群では42.6％であった．エタネルセプトの継続により，約8割の症例において，LDAを維持できるとともに，MTX単独群でもDAS28 LDAが42.6％であったことから，症例によっては，エタネルセプトフ

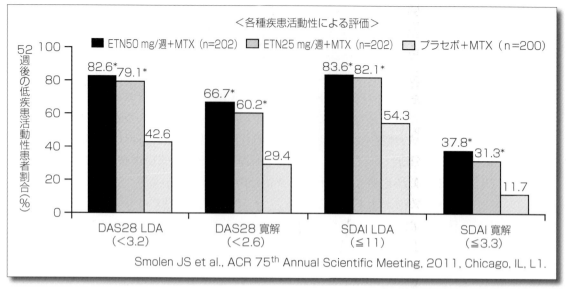

図2 中等度疾患活動性RA患者に対するエタネルセプト＋MTXの有用性：PRESERVE試験

リーの可能性が示された（図2）。また，LDA維持に関与する因子として，エタネルセプト開始38週時におけるDAS値が低いこと，この間（0-38週）における寛解維持期間が関与していた。すなわち，深い寛解と安定した疾患活動性制御が重要であることが明らかとなった。

アダリムマブにおけるバイオフリー

2011年6月のEULARではOPTIMA試験（Optimal Protocol for Treatment Initiation With Methotrexate and Adalimumab Combination Therapy in Patients With Early Rheumatoid Arthritis）が発表された[4]。対象は，MTX投与歴のない罹病期間1年未満の超早期RAで，DAS28-CRP>3.2，TJC68≧8，SJC66≧6，ESR≧28 mm/hrまたはCRP≧1.5 mg/dL，リウマトイド因子陽性または抗CCP抗体陽性または2ヵ所以上の骨びらん，抗TNF製剤および他の生物学的DMARDの投与歴なし，2剤以下のDMARD投与歴としている。組み入れ基準を満たす早期RA患者は1,032例でアダリムマブ＋MTX開始群（515例）とプラセボ＋MTX群（MTX単独開始群，517例）に無作為に割り付けた。LDAを22週時と26週時に満たした患者数はアダリムマブ＋MTX開始群で466例で207例をARM 1（アダリムマブ休薬群，102例）またはARM 2（アダリムマブ併用継続群，105例）へ無作為に割り付けて治療を継続した。すなわち，ARM 1はバイオフリー群となる。ARM 1（アダリムマブ休薬群）とARM 2（併用継続群）の78週時の治療成績を比較し，LDA達成後のアダリムマブ投与中止の影響が検討された[4]。アダリムマブ休薬群と併用継続群のACR反応率の推移の比較では，ACR20についてはほぼ同様な成績であったが，ACR50およびACR70は併用継続群で高い傾向を示し，特にACR70は，78週時に併用継続群で有意に高い値を示した。DAS28-CRPの推移は，両群とも26週以降78週まで低く維持されていたが，アダリムマブ休薬群ではわずかながら増加，併用継続群ではわずかながら減少する傾向を示した。さらに，アダリムマブ休薬群では，78週時において81％がLDA，66％が寛解維持したが，併用継続群ではそれぞれ91％，86％とより高率

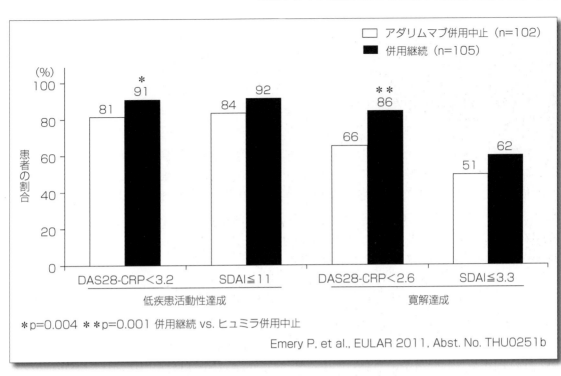

図3 78週時点の低疾患活動性達成率と寛解率
―ARM 1（アダリムマブ併用中止群）vs. ARM 2（併用継続群）―

であった（図3）。アダリムマブ休薬群のmTSS平均変化量は増加傾向を示したが，併用継続群は0.1を維持した。また，アダリムマブ休薬群における骨破壊の進行抑制（ΔmTSS≦0.5）達成率は減少，併用継続群は88-89％を維持した。さらに，HAQ-DIは，両群とも低く維持されたが，併用継続群でやや低い傾向を認めた。以上より，アダリムマブ＋MTXで治療を開始しLDAを達成した患者においては，アダリムマブを休薬しMTX単独療法に切り替えてもその後1年間はアダリムマブ＋MTX併用を継続した場合と同様の効果を認めたため，LDA達成後のアダリムマブ休薬も1つの治療選択肢として考えられた。

この日本版ともいうべきHOPEFUL試験では，MTXの使用経験のない早期RA患者（N＝334）を対象にして，アダリムマブとMTXの併用群とMTX単独使用群とを26週間後に比較したものである。アダリムマブの併用群が関節破壊の進行抑制が有意に高いことが示された。DAS28-ESRにより臨床的寛解（＜2.6）に入った患者は約3割であった。また，アダリムマブ単独投与試験でDAS28-CRP＜2.7でLDAを達成した22名に関してアダリムマブを中止した。このうち14名はアダリムマブを再投与されることなく，4名は（18.2％）がLDAを52週後まで維持しており，アダリムマブ単独投与においてもバイオフリーとすることが可能であることが示唆された[5]。

当科では，アダリムマブ40 mg隔週皮下注＋MTXでの治療を受けてDAS寛解に至った平均59.5歳，罹病期間7.1年の計50名のRA患者において患者同意取得後にアダリムマブを中止した。中止6ヵ月後においてなおも58％がDAS28以下となりバイオフリー寛解を維持した。バイオフリー寛解維持群ではカットオフ値DAS28 2.16であった。さらに，中止1年後の画像的寛解を95％で維持

していた。OPTIMA試験のようなごく早期のRAでなくともバイオフリー寛解は可能であることが示された。

その他の生物学的製剤によるバイオフリー

各生物学的製剤によるバイオフリーに関する主な臨床試験の結果を表1に示した。TNF阻害療法以外に関しても同様の試験が展開されている。IL-6阻害薬であるトシリズマブのバイオフリーに関しては，トシリズマブの単独投与の本邦における臨床試験の終了時に，DAS28がLDAであった場合にトシリズマブを中止して経過観察された報告がある。罹病期間中央値7.8年，トシリズマブ投与期間約4年，DAS28中央値1.5の合計187名の患者がこの臨床試験へ移行した。24週までに35.1％，52週までに13.4％がLDAを維持し，19名は薬剤フリーとなった。血清IL-6濃度35 pg/ml未満，MMP正常化がLDA維持の独立した因子として抽出されている[6]。ただし，この研究はトシリズマブの単剤投与の結果でありMTX併用での寛解中止に関する結果が待たれるところである。

アバタセプトはT細胞共刺激分子選択的阻害薬であり作用機序が他の炎症性サイトカインを標的とした生物学的製剤全く異なる。現在アバタセプトにおいてもバイオフリーが可能であるか臨床研究が進められている。アバタセプトを寛解達成後に中止した約3割は臨床的寛解を維持すること，約5割が骨破壊の進行を認めないことなどが明らかにされている[7]。

おわりに

生物学的製剤による臨床的寛解導入後のバイオフリーは現実的に可能なハードルであり，実臨床における罹病期間の長い症例でも達成し得ることが明らかにされてきた。生物学的製剤開始時の疾患活動性，罹病期間などを限定すると製剤を問わずバイオフリー寛解が維持される可能性も示唆されている。また，寛解が維持されない場合，再寛解導入は多くの場合可能である。一方，T2Tの考え方では，寛解を達成した場合それを維持するべきであるとしている。その考え方からすると生物学的製剤で寛解達成した後もバイオを

表1 RAに対するバイオフリー試験概要

薬剤名	試験名	登録基準概要	評価期間	休薬維持率 （低疾患活動性率）	バイオフリー率 （寛解率）
IFX	RRR Ann Rheum Dis 2010	24週以上 DAS28ESR<3.2を継続	52週	DAS28ESR<3.2 56例/102例（55％）	DAS28ESR<2.6 44例/102例（43％）
ADA	HONOR EULAR2011.abst	24週以上 DAS28ESR<2.6を継続	24週	DAS28ESR<3.2 19例/27例（70％）	DAS28ESR<2.6 16例/27例（59％）
ETN	PRESERVE ACR 2011 abst	DAS28中等度疾患活動性RAに対してETN50 mg/週＋MTXにて38週加療後にDAS28ESR<3.2を継続	52週	DAS28ESR<3.2 86例/202例（42.6％）	DAS28ESR<2.6 59例/202例（29.4％）
TCZ	DREAM EULAR2010.abst	DAS28ESR<2.6（寛解）を達成（一部LDA：DAS28-ESR<3.2を含む）患者	24週 52週	DAS28ESR<3.2 65例/187例（35％） 24例/187例（13％）	
ABT	ORION ACR2012.poster	DAS28CRP<2.3を達成した患者	52週	DAS28CRP<2.7 22例/34例（64.7％）	DAS28CRP<2.3 14例/34例（41.2％）

継続するべきであるとの考えもあるが，2013年6月にマドリッドで開催されたEULARでは治療の推奨の中には医療経済の側面からもバイオフリーが可能であればそれも1つ考慮する必要性が挙げられた。しかしながら，バイオフリーとなっても骨破壊に関しては生物学的製剤を使い続けた群に対してバイオフリーとした場合に不利であることを示唆する結果も散見される。個々の症例を自他覚症状，検査所見，画像などきちんと評価しながら適切な診療を継続する必要があると考えられる。

文　献

1) Tanaka Y, Takeuchi T, Mimori T et al：Discontinuation of infliximab after attaining low disease activity in patients with rheumatoid arthritis：RRR (remission induction by Remicade in RA) study. Ann Rheum Dis. 69：1286-91, 2010.
2) Takeuchi T, Miyasaka N, Inoue K et al：Impact of trough serum level on radiographic and clinical response to infliximab plus methotrexate in patients with rheumatoid arthritis: results from the RISING study. Mod Rheumatol. 19: 478-87, 2009.
3) Smolen JS et al：ACR 75th Annual Scientific Meeting, 2011, Chicago, IL, L1.
4) Emery P, et al：EULAR 2011, Abst. No. THU0251b.
5) Harigai M, Takeuchi T, Tanaka Y et al：Discontinuation of adalimumab treatment in rheumatoid arthritis patients after achieving low disease activity. Mod Rheumatol. 22 (6)：814-22, 2012.
6) Nishimoto N, Japanese MRA Study Group for RA：Drug free remission after cessation of actemra monotherapy (DREAM STUDY). Ann Rheum Dis. 2010；69 [Suppl 3] 98.
7) Takeuchi T：Abatacept Biologic-Free Remission Study in Established Rheumatoid Arthritis Patients. Orion Study. ACR 2012 Abstract#：1289.

6 生物学的製剤と人工関節

第3章 関節リウマチにおける生物学的製剤と他の薬剤との併用

名古屋大学医学部附属病院 整形外科 講師 小嶋 俊久

はじめに

多くの臨床試験により，メトトレキサート（MTX），およびMTXを主とするDMARD併用療法，TNF阻害剤を主とする生物学的製剤（Bio）について，疾患活動性の制御，関節破壊抑制効果が証明され，「早期診断，早期治療」が関節リウマチ治療の基本となり，「寛解」を目指すべく，関節リウマチ治療は大きく変化した。一方，すべての患者において寛解が達成される訳でなく，また，寛解基準も厳しいものでも（Boolean criteriaもしくはSDAI，CDAIによる）少なくとも1つの関節炎の存在は許容している。すなわち，関節リウマチの治療中，生物学的製剤を含めて，いかなる薬物治療をしていても，関節炎が残存し，これによる関節破壊，ADLの障害の進行の可能性があることになる。したがって治療のオプションとして関節手術の可能性は必ず考えておかなければならず，必要ならば，避けられるものでもない。今回生物学的製剤治療と手術療法の併用についての利点と問題点について考えてみたい。

積極的薬物治療，生物学的製剤治療下での関節手術の現状

実際に，Bioを含めた積極的薬物治療が行われるようになったこの約10年のRA患者関節手術実施状況の変化を見てみる。海外からの報告として，米国カルフォルニア州の，40-59歳の患者においては，1983年-1987年に比し，2003年-2007年においては膝関節手術では19％，股関節手術では40％の減少が報告されている[1]。フィンランドにおいて，人口全体では1986年-2003年の間に人工関節手術は2-10倍に増加している一方，RA患者では手術頻度の増加は見られなかった[2]。本邦においては，Momoharaらは，人工関節手術はほぼ一定であり，手足の関節形成術がやや増加傾向と報告している[3]。手術実施数のみでの検討には限界もあるが，世界的な手術実施動向は，RAの薬物治療の効果を反映するものと考えられる。

自施設名古屋大学病院における生物学的製剤開始後平均5年間の膝関節炎に対する治療効果と人工膝関節置換実施状況を検証してみた。2008年までに当院にて生物学的製剤治療を開始された156例を後ろ向きに検討してみると，35例のTKAが実施されていた。TKA実施症例のうち約3/4（27/35例）はBio開始時にすでに関節破壊の進行例であった。

膝関節破壊の軽度な群（Larsen0-II）でBio開始時に存在した，臨床的膝関節炎は，約60％は，関節炎は消失していた。Sekiらは，荷重関節において早期からの治療の徹底

での破壊抑制効果の可能性を示している[4]。さらに，手足の小関節については破壊抑制効果について多くのエビデンスがあり，しかもBio を使っていれば，臨床的効果以上の骨関節破壊抑制効果の報告もあり，手足の機能再建術の減少も期待される。

関節破壊進行例においても炎症自体の鎮静化により，疼痛の軽減，さらなる破壊進行の抑制により手術の回避できる期間を延長できているともいえる。Momohara らも手術に至るまでの罹病期間の延長を報告している[5]。

一方，薬物治療の限界として，多くの臨床試験でも示されるように10-20％はbio 使用下で，治療反応性が得られない群がある。

したがって，手術に至る患者の薬物治療の背景は以下のようにまとめることができる。
1) Bio の効果が得られていても手術症例は早期治療が不十分であった例
2) 全身的には Bio の効果はあるが，残存する関節炎の関節破壊の進行
3) 全身的にも Bio の効果が不十分の場合

1），2）については薬物治療により全身的疾患活動性のコントロールはついているといえる。

積極的薬物療法下の手術の利点

■薬物治療による全身的疾患活動性コントロール良好のケース

手術療法は局所療法である。全身的疾患活動性のコントロールがなければ，関節手術を行っても，多関節障害は経時的に進行し，身体機能は低下する。

上で述べたように，薬物療法により全身的疾患活動性のコントロールが得られた場合，RA 治療における局所療法である手術療法は最大の効果が得られる。

炎症による全身状態の改善は，術後の回復に有利と考えられる。Hirano らは，生物学的製剤使用患者で，人工関節手術後の貧血の改善が有意によかったと報告している[6]。

また，Hayashi らは，局所炎のコントロールの効果は高く，全身的コントロールがついている患者ほど，術後の疾患活動性のコントロールが良好であると報告している[7]。Momohara らも，局所関節手術の全身的疾患活動性コントロールへの効果を報告している[8]。

さらに，薬物治療の進歩に伴い，より高いADL，QOL 獲得のための手術として手，足の小関節に対する機能再建術に対する整形外科医の取り組みも変化してきていると考えられる。具体的には，前足部変形に対する中足骨頭の切除による関節形成から，関節温存による手術，手指の関節形成術など，炎症が抑制され，「関節破壊が進まないことを前提にした手術」への試みが始まっている。

■薬物治療による全身的疾患活動性コントロール不良のケース

人工関節手術の効果は速やかに得られ，長期成績も安定している。したがって，合併症などで，徹底した薬物療法が困難な症例，薬物治療の効果が乏しい症例において，膝など大関節の関節破壊進行がみられる場合，可及的早期に手術療法を導入することにより，廃用性筋力低下，意欲低下を最小限にすることも治療方針として念頭に置くべきである。

生物学的製剤使用中の人工関節の実施の問題点

■感染症リスクについて

RA の薬物治療の有害事象として感染は常にもっとも大きな問題である。整形外科手術の合併症としても人工関節の感染が非常に治癒困難であり，機能予後も非常に悪いものになるので，整形外科として生物学的製剤の手術に対するリスクに対する情報は非常に重要である。

英国からの報告で，生物学的製剤と皮膚，軟部組織の感染リスクの増加も報告されている[9]。Gilesらは91例の整形外科手術症例中，重篤感染症を生じた10例のうち7例が生物学的製剤を使用しており，単変量解析ではあるが，手術に伴う感染症リスクを増加させると報告している[10]。2013年，スイスから，2000年から2008年に収集された，約5万例の変性および外傷の手術と約3,000例の炎症性リウマチ性疾患の手術の検討から生物学的製剤使用患者では通常のDMARD使用患者より高い感染率があり，特にTNF阻害薬では最終投与から手術までが，通常の投与間隔より短い場合に感染率が高くなることを示唆するデータが報告された[11]。

手術は罹病10-15年で行われる。したがって以上のようなデータは，従来の不十分な薬物治療の影響，罹病期間を多く反映した手術患者群を含んでいる。前述したように全身的疾患活動性コントロールのついている症例と，不十分な症例での手術の感染リスクも異なる可能性もある。今後，正確にrisk-benefitを検討できるよう，症例の蓄積し，検討する必要がある。

■手術前，生物学的製剤の取り扱い

現在のところ，生物学的製剤使用下の手術においては，ある一定の休薬期間を設けて手術を予定することが一般的であり，妥当と考える。わが国では7剤の生物学的製剤が使用可能である。使用しているBioごとに，投与方法，間隔，薬剤の半減期が異なるため，どのタイミングで手術を実施するのかはBioごとで異なる。手術後に生物学的製剤の効果が切れて，痛みのためにリハビリテーションが進まないようなことを避けるための工夫も必要と考えられる。

具体的には，日本リウマチ学会などの示すガイドラインなどを参考にして，以下のようなタイミングで行っている。インフリキシマブは投与の中間，投与1ヵ月目での手術が一般的に行われている。一方，投与する間隔が短い（半減期の短い）エタネルセプトについては休薬による症状悪化も懸念され，手術前1〜2週前に休薬して，抜糸後には再開。トシリズマブ，ゴリムマブ，アバタセプトなど1ヵ月の投与間隔のものはおおむね投与期間の中程で手術とし，2週間での投与のアダリムマブ，セルトリズマブペゴルは最後に打った2週後ほどに手術をし，1回はskipして，抜糸後には再開している。

トシリズマブについてはさらにCRPをはじめとする各種血中モニターを困難にすることから，周術期合併症の発見を困難にさせることなどが危惧され，身体所見の慎重な観察が要求されると考える。

Bio使用患者においても術後の抗生剤の使用は術後2日程度と通常の手術と変わらない。

■人工関節遅発性感染のリスクについて

RA患者は，術後数年してからの遅発性血行性急性感染を起こすことがある。いわゆるcompromized hostであることを実証する事象である。

人工関節置換を受けているような症例では高度な足部の変形をきたしている場合が少なく，いわゆるベンチを形成し，感染を起こすことも少なくない。自施設でも，足部変形強度で，ベンチよりの蜂窩織炎をきたした症例，ベンチ感染から人工関節感染をきたしたと推定される症例を経験している。この他，口腔内ケア，重度肺炎など血行性感染の機会を減らすよう患者自身の管理について指導する必要がある。

■まとめ

日本においては整形外科医がRAの薬物療法から，手術までを一貫して行うという治療環境が存在する。患者ごとの異なる治療戦略

の中で，生物学的製剤を含めた薬物治療に，いかなるタイミングで手術治療を行うかということを考える場合，有利な点も多い。また，この点で内科リウマチ医と整形外科医と連携する意味も大きい。

今後，新規に開発される薬剤についての知識，情報を十分に消化し，エビデンスの高い薬物治療の標準化，徹底をすることにより，よくできる患者を取りこぼしなく，確実によくしていくことが重要である。加えて，適切な手術療法を行うことにより治療成績の上積みが可能であり，より多くのRA患者の高いQOL，ADLの長期維持が期待できる。

文献

1) Louie GH, Ward MM：Changes in the rates of joint surgery among patients with rheumatoid arthritis in California, 1983-2007. Ann Rheum Dis 2010；69：868-871.
2) Sokka T, Kautiainen H, Hannonen P：Stable occurrence of knee and hip total joint replacement in Central Finland between 1986 and 2003：an indication of improved long-term outcomes of rheumatoid arthritis. Ann Rheum Dis 2007；66：341-344.
3) Momohara S, Tanaka S, Nakamura H, Mibe J, Iwamoto T, Ikari K, et al：Recent trends in orthopedic surgery performed in Japan for rheumatoid arthritis. Mod Rheumatol 2011；21：337-342.
4) Seki E, Matsushita I, Sugiyama E, Taki H, Shinoda K, Hounoki H, et al：Radiographic progression in weight-bearing joints of patients with rheumatoid arthritis after TNF-blocking therapies. Clin Rheumatol 2009；28：453-460.
5) Momohara S, Ikari K, Kawakami K, Iwamoto T, Inoue E, Yano K, et al：The increasing disease duration of patients at the time of orthopaedic surgery for rheumatoid arthritis. Rheumatol Int 2012；32：3323-3324.
6) Hirano Y, Kojima T, Kanayama Y, Shioura T, Hayashi M, Kida D, et al：Influences of anti-tumour necrosis factor agents on postoperative recovery in patients with rheumatoid arthritis. Clin Rheumatol 2010；29：495-500.
7) Hayashi M, Kojima T, Funahashi K, Kato D, Matsubara H, Shioura T, et al：Effect of total arthroplasty combined with anti-tumor necrosis factor agents in attenuating systemic disease activity in patients with rheumatoid arthritis. Mod Rheumatol 2012；22：363-369.
8) Momohara S, Inoue E, Ikari K, Yano K, Tokita A, Suzuki T, et al：Efficacy of total joint arthroplasty in patients with established rheumatoid arthritis：improved longitudinal effects on disease activity but not on health-related quality of life. Mod Rheumatol 2011；21：476-481.
9) Dixon WG, Watson K, Lunt M, Hyrich KL, Silman AJ, Symmons DP：Rates of serious infection, including site-specific and bacterial intracellular infection, in rheumatoid arthritis patients receiving anti-tumor necrosis factor therapy：results from the British Society for Rheumatology Biologics Register. Arthritis Rheum 2006；54：2368-2376.
10) Giles JT, Bartlett SJ, Gelber AC, Nanda S, Fontaine K, Ruffing V, et al：Tumor necrosis factor inhibitor therapy and risk of serious postoperative orthopedic infection in rheumatoid arthritis. Arthritis Rheum 2006；55：333-337.
11) Scherrer CB, Mannion AF, Kyburz D, Vogt M, Kramers-de Quervain IA：Infection risk after orthopaedic surgery in patients with inflammatory rheumatic diseases treated with immunosuppressive drugs. Arthritis Care Res (Hoboken) 2013.

第3章 関節リウマチにおける生物学的製剤と他の薬剤との併用

7 医療経済と生物学的製剤

東京大学大学院薬学系研究科　医薬政策学　特任教授　**津谷喜一郎**
東京大学大学院薬学系研究科　医薬政策学　特任助教　**五十嵐　中**

はじめに

関節リウマチ領域の生物学的製剤は，2003年のインフリキシマブを端緒に2013年5月の経口のJAK阻害薬トファシチニブまで8剤が上市済みである。

最新のトファシチニブも一年薬価は180万円程度と，生物学的製剤と同等の価格水準である。「有効性」に優れている一方で，そのコストは高額であり，今まで以上に「効率性」「経済性」のエビデンスが求められている。メトトレキサート（methotrexate: MTX）など他の安価なDMARDsが効かない患者でも，経済的な理由から生物学的製剤を導入できない事例もあり，RA生物学的製剤に対する薬剤経済学的研究のニーズは大きい。

本稿では薬剤経済学の基本的手法と，RA分野の薬剤経済評価の現状と今後とを論ずる。

薬剤経済学の基本的概念

薬剤経済評価は，端的にいえば医薬品の「費用対効果」を評価する研究である。ただしここでの「費用対効果」は，「1,000億円の投資で1,500億円の利益が得られる」といった通常の「投資効果」とは若干違うので，注意が必要である。薬剤経済評価における費用対効果の吟味には，以下の3つの原則がある。

薬の価値を正しく評価するためには，
　ⅰ）医薬品の導入に必要なコスト（介入のコスト）
　ⅱ）介入によって，将来削減しうる医療費などのコスト
　ⅲ）介入の導入による健康アウトカムの改善度合い

以上の3点を定量的に見積もる必要がある。

RA分野では，ⅰ）が生物学的製剤自体のコスト，ⅱ）が寛解導入を通して削減しうる人工関節手術などの医療費。そしてⅲ）が，寛解導入患者の増加やQOLの改善「そのもの」である。

ⅰ）とⅱ）の大小比較だけを行った分析は，単なるコストの比較（費用分析）であり，完全な薬剤経済評価とはいえない。RA分野に限らず，新薬の導入に伴うコスト増分よりも，疾患寛解その他でもたらされる将来の医療費削減分が大きくなること（すなわち，ⅰ）＜ⅱ）となること）は極めてまれである。

しかし薬剤経済学は，ⅰ）＜ⅱ）を常に要求するわけではない。仮にⅰ）がⅱ）を上

回って，総コストが増えたとしても，iii）で評価する健康上のメリット（アウトカムの改善）がコスト増分に見合っていれば，「薬剤経済学的に妥当」「費用対効果に優れる」とされる。「費用対効果に優れる」と「コストが安くなる」は全く別物なのである。

「高くて効く薬」を，「高価でも効果に優れた薬」と「高価なのに効果に乏しい薬」の2つに切り分けるのが，薬剤経済学・薬剤経済評価である。

薬剤経済評価の方法－増分費用効果比とは？－

では，「高くてよく効く薬」をどのように評価すべきか？

具体例として新薬A（biologics）の1人当たりのコストを210万円，既存薬B（methotrexate; MTX）のそれを10万円とし，DAS28による寛解導入割合をそれぞれ30％および15％としよう。両群ともに1,000人の患者に投薬すると考えると，コストは，新薬群が21億円，既存薬群が1億円。寛解導入者数は新薬群が300人，既存薬群が150人となる。

最も単純に思いつく「費用対効果の評価」は，それぞれの群ごとにコストをアウトカムで割り算することである。すると新薬群では1人寛解導入あたり21億円÷300人＝700万円，既存薬群では1人寛解導入あたり1億円÷150人＝66万円となる。費用を効果で割り算したので，この数値を費用効果比（cost-effectiveness ratio: CER）と呼ぶ。

ところがこの費用効果比の数値では，薬の価値を適切に評価できない。例えば上の例で，「1人当たりコストが70万円・寛解導入割合が10％」の別の薬Cがあったとしよう。薬Cの費用効果比は，70万円÷10％で，新薬Aと同じ「1人寛解導入あたり700万円」である。しかし既存薬Bと比較した際，新薬Aは「高くてよく効く」のに対し，薬Cは「より高いのに効き目が劣る」ことになり，AとCの価値は明らかに異なる。異なる価値の薬が同じ数値になってしまう費用効果比では，薬の価値を正しく評価できないのである（図1）。

正しくは，2つの薬の「コストの差分」を「アウトカムの差分」で割り算する。

具体的には，（21億円−1億円）÷（300人−150人）＝1,333万円/寛解導入1人「増加」となる。この値を増分費用効果比（incremental cost-effectiveness ratio: ICER）と呼ぶ（図2）。なおICERの数値はあくまで集団全体での計算結果を表すもので，「1人の患者に1,300万円つぎこめば，必ず寛解導入できる」と解釈してはならない。

卑近な例えになるが，あるレストランで「1,000円のランチ」と「1,500円のランチ」の2つから選んで注文する際に，考えるのは「それぞれのランチの1円あたり・1 calあたりの値段」などではなく，「1,500円ランチと1,000円ランチの質や量の差が，差額の500円に見合っているか？」であろう。薬の場合もこれと同様に，「コストの差分に見合った効果の改善があるか否か？」を評価することになる。

ICERの値が小さければ，より少ない費用負担で同じ量のアウトカム改善を達成できることになる。すなわち，ICERの値は小さければ小さいほど，「費用対効果に優れる」ことになる。

アウトカム評価の「ものさし」

寛解導入割合をアウトカムにとった場合は，RAの生物学的製剤とがんの分子標的薬の比較のような，他の領域との比較はやや難しくなる。生存年数を用いればこのような比較も可能だが，生命予後よりも生活の質への影響が大きいRAの場合には，単純な生存年数の比較では薬の価値を正しく評価することがやや難しくなる。

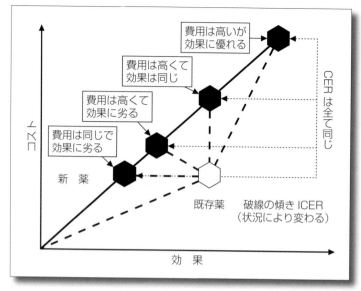

図1　CERとICERの違い1

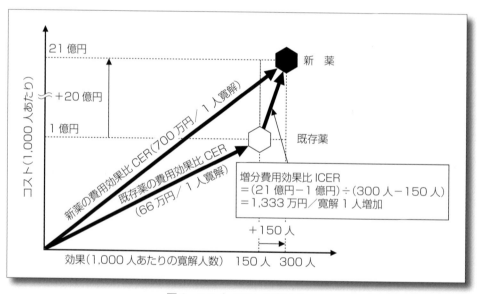

図2　CERとICERの違い2

　そこで，ある程度疾患横断的に使用でき，なおかつ「生きている間の生活の質の低下」も捕捉できるようにしたアウトカムが質調整生存年（quality-adjusted life years, QALY）である。QALYを算出するときには，まず特定の健康状態にQOLスコアをあてはめる。QOLスコアは死亡がゼロ，完全に健康な状態が1となる。骨破壊が進行し，介助者なしには外出ができない状態（状態Rとおく）に0.4を当てはめたとしよう。すると状態Rで1年生きることは，生存年数では当然1年だがQALY基準では1×0.4＝0.4QALYに換算される。状態Rで10年生きることと，完全に健康な状態で4年生きることとがどちらも4QALYで同等となる。RAは生命予後もさることながら疾患進行によるQOL低下が特に大きいため，QALYの正確な測定が重要になってくる。RA領域で

は，HAQスコアの変化をQOLスコアの変化に換算する計算式が開発されている。

先ほどの章で，ICERについては値は小さければ小さいほど「費用対効果に優れる」と述べた。これは「1,000万円/1人寛解増加よりは500万円/1人寛解増加のほうが，より費用対効果に優れる」という相対比較だが，QALYを使った費用効果分析の場合は，絶対的な評価も可能である。1QALY獲得あたりのICERは明確な基準ではないものの，英国では2万〜3万ポンド程度，米国では5万ドル程度，日本では500〜600万円程度までであれば「費用対効果に優れる」とされる。この値を「閾値（threshold）」と呼ぶ。

RA領域の薬剤経済学の活用事例・活用法は？

RAの生物学的製剤については，英国・オーストラリア・カナダなどで費用対効果を評価した上で，公的医療制度での給付の可否や，給付価格の調整がなされている。例えば英国では，国立医療技術評価機構（National Institute of Health and Care Excellence: NICE）が抗TNFα製剤（インフリキシマブ・エタネルセプト・アダリムマブ）についての評価を実施し，「DAS28が5.1以上の高活動性で，メトトレキサートを含むDMARDsに不応であったRA患者」について抗TNFα製剤の使用を推奨している。他の国でも同様に，複数の抗リウマチ薬に不応かつ高活動性の場合に生物学的製剤の使用を推奨している。

アメリカリウマチ学会（American Colledge of Rheumatology: ACR）の治療ガイドラインでは，予後不良因子のある早期RAには，メトトレキサートの使用経験がない場合でも生物学的製剤の使用を推奨している。ヨーロッパリウマチ学会（European League of Anti Rheumatism: EULAR）の改訂治療アルゴリズムでも，メトトレキサートを6ヵ月使用しても改善せず，かつ予後不良因子が見られる場合には，生物学的製剤の投与対象となる。

これらの治療ガイドラインと比較すると，経済評価に基づいたガイドラインは生物学的製剤の導入にやや慎重ともいえる。有効性や安全性に比して，経済性まで含めたエビデンスの整備がまだまだ途上にあることが一因である。しかし日本でも，QOLスコアや労働生産性を評価項目に含めた臨床試験が進行中である。さらに大規模コホートを活用した経済評価の結果も報告されている。費用対効果のデータが整備されれば，経済性を加味した「日本版のRAの治療ガイドライン」の構築は十分に可能と考える。

第4章 関節リウマチにおける生物学的製剤処方事例

1 インフリキシマブ

千葉大学医学部附属病院　アレルギー・膠原病内科　診療講師　**池田　啓**

症例

病歴：35歳男性。既往歴特になし。当科受診1年程前より疲れた翌朝に右手の指全体がこわばり，立ち上がった際に両足の裏に痛みを感じるが，1時間以内に軽快するということを自覚するようになった。4ヵ月程前より両手の指，両手首，右膝，右足首，両足の足指に痛みが続くようになった。疼痛は徐々に悪化し，歩行や仕事に困難を感じるようになったため，2ヵ月前に近医整形外科クリニックを受診した。関節リウマチを疑われ，当科紹介受診となった。

叔母が関節リウマチで通院治療中。職業は印刷会社の営業。8年前に結婚し，2児の父。喫煙15本×15年，飲酒ビール1本，焼酎1杯×6日/週。近医より処方されたロキソプロフェンナトリウム180 mg/日以外，薬物，健康食品等の内服なし。

身体所見：身長172 cm，体重72 kg（－2 kg/2ヵ月の体重減少あり），BMI 24.3。右足の疼痛のため，車椅子で入室（普段は何とか独立歩行あるいは杖歩行）。四肢の多数の関節に圧痛および腫脹を認めた（**図1**）。特

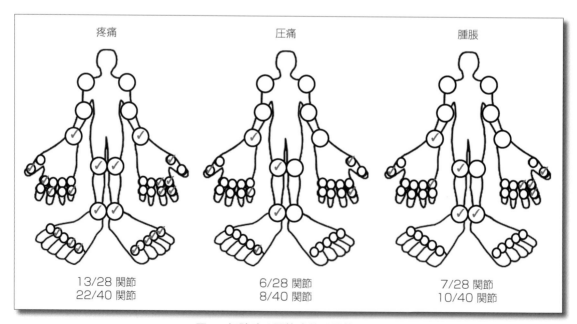

図1　初診時の関節症状／関節所見

に左第 2, 3 指中手基節関節, 両側第 1 指節間関節, 左第 2 指近位指節間関節, 右膝関節, ならびに両側足関節の腫脹は明らかであり, 左第 2, 3 指中手基節関節, 右膝関節, および右足関節には軽度の熱感, 左第 2, 3 指中手基節関節には軽度の発赤を認めた. 皮疹はなく, 胸部聴診上ラ音を聴取せず, 表在リンパ節, 甲状腺は触知されなかった. またその他一般ならびに神経診察所見に異常を認めなかった.

検査所見：初診時の血液尿検査所見を表 1 に示す. 好中球および血小板増多, 軽度の正色素性貧血, 炎症反応上昇, フェリチン上昇, リウマチ因子（RF）および抗シトルリン化蛋白抗体（ACPA）強陽性を認めた. 抗核抗体ならびに抗 SS-A/B 抗体は陰性だった. また高 LDL コレステロール血症, 軽度の高中性脂肪血症, 軽度の空腹時高血糖を認めた.

画像所見：初診時の両手の単純 X 線所見を図 2 に示す. 骨びらんを含む RA に特徴的な骨軟骨変化を認めた. 膝関節, 足関節, 足指に明らかな骨軟骨変化は認めなかった. 胸部単純 X 線上明らかな異常所見を認めなかった.

診断ならびに RA 評価

以上の所見より典型的な血清反応陽性 RA と診断した. 体重減少ならびに貧血は活動性 RA に伴う消耗性病態と考えられた. 明らかな関節外病変を認めず, また明らかなその他の自己免疫性疾患の合併を認めなかった. その他の合併症として脂質異常症および耐糖能異常を認めた.

明らかな多発滑膜炎および炎症反応高値を認め, RA の疾患活動性は高いと考えられた. 患者全般評価 VAS は 91/100 mm, 医師全般評価 VAS は 89/100 mm, SDAI は 35.2

表 1 初診時の検査所見

血算			生化学			血清		
WBC	9,900	/μL	AST	24	U/L	CRP	4.2	mg/dL
Neu	75.2	%	ALT	36	U/L	IgG	1852	mg/dL
Eo	0.6	%	LDH	174	U/L	RF (IgM)	297	U/mL
Ba	0.1	%	ALP	255	U/L	ACPA	196	U/mL
Ly	18.1	%	γ-GTP	43	U/L	ANA	<40	
Mo	6.0	%	Amy	40	U/L	Anti-SS-A-Ab	6.1	U/mL
RBC	$421×10^4$	/μL	CK	79	U/L	Anti-SS-B-Ab	<5.0	U/mL
Hgb	11.5	g/dL	TP	7.4	g/dL	赤血球沈降速度		
MCV	89	fL	Alb	4.0	g/dL			
Plt	$27.9×10^4$	/μL	T-Bil	0.7	mg/dL	ESR	55	mm/h
			UN	13	mg/dL			
尿検査			Cre	0.64	mg/dL			
			UA	5.9	mg/dL			
pH	6.0		LDL-Cho	151	mg/dL			
Glu	(−)		HDL-Cho	42	mg/dL			
Pro	(−)		TG	210	mg/dL			
WBC	1-2	/F	Glu (空腹時)	126	mg/dL			
RBC	<1	/F	HbA1c	5.9	%			
Casts	(−)	/F	Na	140	mmol/L			
			K	4.4	mmol/L			
			Cl	104	mmol/L			
			Ferritin	325	ng/mL			

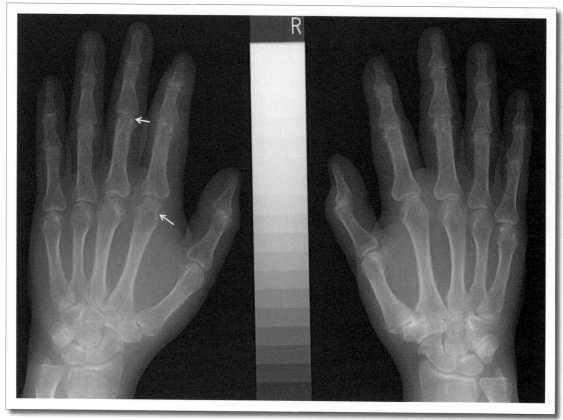

図2　初診時の両手単純X線画像
第1指指節間関節，近位指節間関節，中手基節関節，手根中手関節，ならびに橈骨手根関節に関節間隙の狭小化，左第3指近位指節間関節，および左第2指中手基節関節に明らかな骨びらん（矢印）を認める。

であった。また疾患活動性による明らかな身体機能の低下を認め，仕事ならびに日常生活に支障をきたしていた。

　高い疾患活動性以外の関節破壊リスクとしては，RF/ACPA強陽性，骨びらんを含む早期の関節破壊が挙げられた。

■初期治療

　疾患活動性および関節破壊リスクの非常に高い患者に対し，メトトレキサート（MTX）8 mg/週＋葉酸5 mg/週より治療開始した。NSAID内服も独歩困難な状況を考慮し，トリアムシノロン80 mg筋注を施行した。2週，5週，および8週間後に再診し，消化器症状，肝障害，血液障害，間質性肺炎等の有害事象がないことを確認し，MTXをそれぞれ10 mg，12 mg，14 mg/週へ増量，症状改善傾向も効果不十分であったため5週間後の時点で再度トリアムシノロン80 mg筋注を施行した。治療開始11週間後の来院時，AST 93U/L，ALT 68U/Lと肝酵素の上昇を認めた。治療開始時の禁酒指導は守られており，血糖，脂質異常の明らかな増悪は認められなかった。

■肝障害発現時のRA評価

　治療開始11週間後の時点で，患者は独歩可能となり，両手の朝のこわばりは15分ほどで軽快するようになっていた。図3に示されるように関節所見は改善傾向であったが，右膝関節および右足関節に明らかな腫脹が残っていた。患者全般評価VASは43/100 mm，医師全般評価VASは61/100 mm，CRP 0.9 mg/dLであり，SDAI

は 19.3 であった．両足首および右膝の痛みのため，依然長時間歩行は困難であり，仕事に支障をきたしていた．

■追加治療

MTX による肝障害が疑われ，MTX は 10 mg/ 週へ減量，2 週間後（治療開始 13 週間後）には AST 51U/L, ALT 66U/L と改善し，腹部エコー上特記所見を認めなかった．結核菌特異的インターフェロンγおよび β -D グルカンは陰性，胸部単純 X 線上変化を認めず，MTX による十分な RA 治療は困難と考えられたため，インフリキシマブ（IFX）200 mg/body（約 3 mg/kg）の投与を開始した．IFX 追加 2 週間後には「かなり楽になった」と自覚症状の改善を認め，IFX 追加 6 週間後には圧痛関節数 0/28，腫脹関節数 1/28（右足関節），患者全般評価 VAS 8/100 mm，医師全般評価 VAS 10/100 mm，CRP 0.1 mg/dL, SDAI 2.9 となり「すっかり良くなり仕事も元通りに行える」とのことだった．IFX は同用量が 14 週，22 週，30 週後に継続投与されたが，疾患活動性の再上昇を認めず，肝酵素は徐々に正常化し，明らかな有害事象は認めなかった．IFX 追加 30 週間後の疾患活動性は，圧痛関節数 0/28，腫脹関節数 0/28，患者全般評価 VAS 9/100 mm，医師全般評価 VAS 3/100 mm，CRP 0.1 mg/dL, SDAI 1.3 であった．関節エコー上滑膜ドプラシグナルを伴う滑膜炎を認めず，軽度の滑膜肥厚を右手関節尺側手根伸筋，右膝関節膝蓋上窩，右足関節腓骨筋腱に認めるのみであった（図 4）．手足ならびに膝関節の単純 X 線上，明らかな骨軟骨破壊の進行を認めなかった．

■IFX 中止後の経過

患者の希望もあり，IFX 投与は開始 30 週（MTX 治療開始 43 週）での投与を最後に中止し，MTX 10 mg/ 週＋葉酸 5 mg/ 週のみの投与を継続した．その後 MTX 治療開始後およそ 2 年間，疾患活動性の再上昇，関節破壊の進行，身体機能の低下，新規有害事象の発現を認めていない．

本症例における抗リウマチ薬選択

本症例は初診時より典型的な RA の病歴，症状，関節所見，および検査所見を示し，高

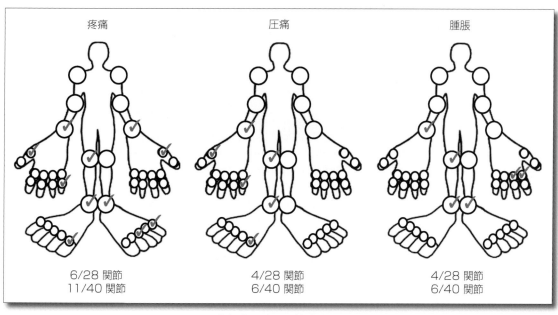

図 3　肝障害発現時の関節症状 / 関節所見

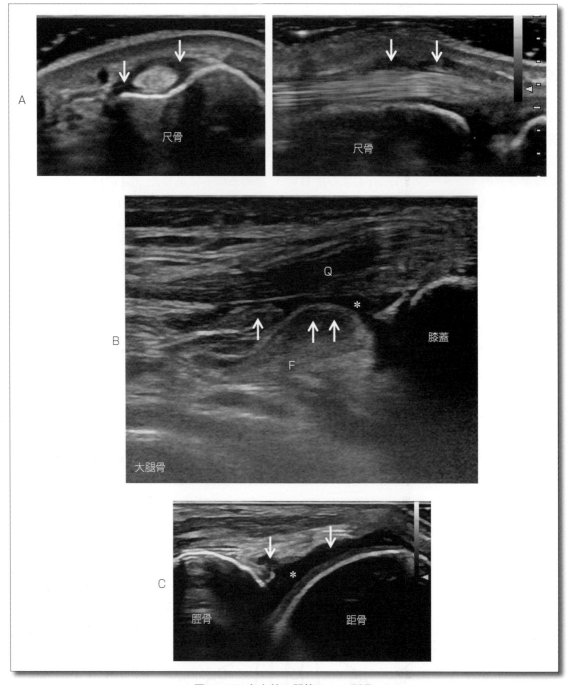

図4 IFX 中止前の関節エコー所見

A. 右手関節，尺側手根伸筋。左：横断像，右：縦断像。高輝度に描出される尺側手根伸筋の周囲に低輝度に描出される軽度の滑膜肥厚を認める（矢印）。B. 右膝関節，膝蓋上窩外側。膝蓋，大腿骨，大腿四頭筋（Q）がランドマークとして描出されている。無エコーに描出される滑液貯留（星印）は正常範囲内であるが，低輝度に描出される軽度の滑膜肥厚を認める（矢印）。高輝度に描出される脂肪体（F）と滑膜肥厚の境界は不明瞭である。C. 右足関節，距腿関節外側寄り。軽度の滑液貯留（星印）と限局した軽度の滑膜肥厚を認める（矢印）。いずれの部位にも，滑膜肥厚に一致するドプラシグナルは認めなかった。

い疾患活動性を認めた．仕事上飲酒の機会が多いことが示唆されたがMTXの禁忌はなく，MTXより治療開始された．NSAID内服中であったが疼痛による強い身体機能/生活の質（QOL）の低下を認め，早急な症状の緩和が望ましく，副腎皮質ステロイドが投与されたが，軽度の脂質異常症および耐糖能異常を認め，長期内服を避けるためトリアムシノロンの筋注が施行された．

MTX治療開始11週間後の時点で本症例の薬剤選択に考慮された因子を表2にまとめる．本症例はMTX治療を施行するも中等度の疾患活動性を認め，関節破壊のリスクを多く有する．MTXの併用は可能であり，最も関節破壊抑制のエビデンスの豊富なMTX＋TNF阻害薬による治療が望まれた．感染症のリスクは低く，TNF阻害薬使用が懸念される合併病態も認めなかった．仕事に支障をきたしていること，関節破壊のリスクを多く有することより，効果発現の早い抗体製剤の使用が望まれ，また経済的に余裕はあるものの長期使用は避けたいとの希望があったため，中止の可能性が示唆されている製剤の選択が望まれた．さらに自己注射は避けたいとの希望があったため，本症例ではIFXが最も適切な選択と考えられた．実際本症例では投与2週間以内に劇的な効果を認め，速やかに寛解が得られた．さらにその寛解は持続し，IFX投与半年後には「バイオフリー寛解」を達成できた．

おわりに

本症例では発症早期のIFX投与により，非常に良好な臨床経過が得られた．選択薬剤の短期および長期使用における特性と，個々の患者の臨床的/社会的情報を組み合わせることにより，診療アウトカムの最適化，副作用リスクの最小化を図りたい．

表2 本症例の薬剤選択に考慮された因子

RA病態	
罹病期間	短
疾患活動性	中（SDAI 19.3）
関節破壊リスク	高（RF強陽性，ACPA強陽性，早期の骨びらん）
身体活動性低下リスク	高（現時点の身体機能低下，荷重関節/大関節の罹患）
治療歴	
MTX治療は継続可能だが増量困難（肝酵素上昇あり）	
合併症	
脂質異常症	
耐糖能異常	
生物学的製剤による合併症のリスク	
感染症のリスク	低（若年，感染症の合併/既往なし，低栄養なし，腎機能障害なし，白血球/リンパ球減少なし，結核の合併/既往なし，B型肝炎の合併/既往なし，β-Dグルカン正常）
その他のリスク	悪性腫瘍の合併/既往なし，RA以外の自己免疫性疾患の合併/既往なし，脱髄性疾患のの合併/既往なし
社会的因子/患者の嗜好	
経済的背景	比較的余裕はあるが，長期の生物学的製剤使用には懸念あり
通院について	長期的にはなるべく通院の頻度を減らしたい
自己注射について	自己注射は抵抗があり避けたい

第4章 関節リウマチにおける生物学的製剤処方事例

2 エタネルセプト

香川大学医学部 血液・免疫・呼吸器内科 助教 **泉川 美晴**
香川大学医学部 血液・免疫・呼吸器内科 講師 **土橋 浩章**

はじめに

　エタネルセプトはTNF受容体とIgGを融合させた完全ヒト型可溶性のTNFα/LTα受容体製剤であり，わが国で2005年より発売が開始された2つ目の生物製剤であり，初めての皮下注射製剤である。メトトレキサート非併用での使用も可能であり，一般的には患者に自己注射を指導して25 mgを週2回，ないしは50 mgを週1回皮下注射する。発売当初は製剤の調整が煩雑であったがその後，ペン型オートインジェクターへと利便性も高くなっている。

　有効性は早期RA，DMARDs不応，長期RAの患者においてHAQ（Health Asscessment Quesitionnaire）の改善を維持しうることが明らかとなっており[1]，有害事象による中止を安全性の指標とした場合，エタネルセプトは他生物製剤を上回る傾向があり[2,3]，継続率の高い薬剤であることが特徴である。また，低疾患活動性以下にコントロールされた症例においてエタネルセプトを減量ないしは中止できる可能性も示唆されている[5]。

症例 1

69歳，女性。
合併症：慢性呼吸感染症

既往歴：17歳　虫垂炎
　　　　61歳　腰椎椎間板ヘルニア
現病歴：40歳時にRAと診断され，近医でメトトレキサート5～12.5 mg/週，PSL 5～7 mg/日にて加療されていた。しかしながら高疾患活動性が持続し，50歳時に両側人工股関節全置換術を施行された。62歳時にメトトレキサート（10 mg/週）併用下にてインフリキシマブ（3 mg/kg）が導入された。効果は認められたものの，呼吸器感染症を中心としたAEを繰り返し認めたためインフリキシマブおよびメトトレキサートを中止せざる得なかった。中止後DAS28-CRP；4.2と急速にRAの活動性が悪化したためエタネルセプト単独療法（モノテラピー）を導入した。

治療経過

　エタネルセプト25 mg/週で開始し効果を得るも，3ヵ月後のDAS28-CRPは2.98と低疾患活動性にとどまったため，効果不十分と判断し，4ヵ月後よりエタネルセプト25 mg×2回/週に増量し，さらに呼吸器合併症のコントロールが良好なことを確認した上でメトトレキサート4 mg/週併用を再開した。半年後にはSJC 3，TJC 1，患者の活動性全般評価10/100，CRP 0.07 mg/dlと寛解に導入でき，その後エタネルセプト継続下で

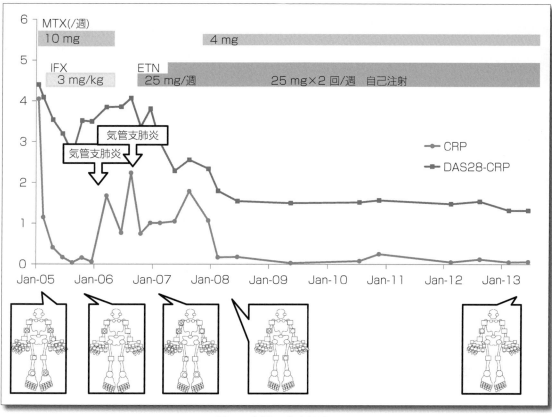

図1　症例1臨床経過

5年間寛解状態を維持している（図1）。

本症例のサマリー

罹患歴23年のclass II，stage IIのRA患者に対してエタネルセプトを導入し，メトトレキサート併用下で導入後5年間寛解状態を維持しながら継続している症例である。

エタネルセプトは，DREAMレジストリー[4]の最長5年間の追跡で，インフリキシマブ群およびアダリムマブ群に比べて重篤な感染症が有意に少なかったことから，合併症を有する場合や高齢者において選択されることも多い。さらに，エタネルセプトは半減期が短いことやメトトレキサート非併用で使用できることも，本症例のような繰り返す呼吸器感染症合併例に選択しうる理由となる。

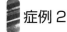症例2

47歳，女性。
主訴：多関節痛
現病歴：42歳時に多関節痛が出現し当院紹介となった。RAと診断した。メトトレキサート療法を開始するも効果不十分のため，インフリキシマブを導入した。インフリキシマブの効果は認められたが導入後3ヵ月頃より2次無効となったため増量を検討した。しかし，経済的に継続が困難であったため43歳時にインフリキシマブを断念，中止した。インフリキシマブ中止後，疾患活動性が悪化し長期間メトトレキサート（最大量16 mg/week）＋タクロリムス（1 mg）で加療するも，DAS28-CRPは4.89とRAの活動性が高く，48歳からエタネルセプト25 mg週1回導入となった。

既往歴：24歳腹膜炎
家族歴：母，糖尿病

治療経過

エタネルセプト導入後，4週目には疾患活動性の改善を認めた（DAS28-CRP2.8）。その後エタネルセプト導入半年後で，DAS28-CRPは2.79まで改善し，継続中である。

本症例のサマリー

罹患歴8年のRA患者で，インフリキシマブが2次無効となった症例である。経済的にインフリキシマブ継続および増量が困難なため，DMARDs combination therapyで対応していたが，疾患活動性が高く，エタネルセプト25 mg/週を導入し，低疾患活動性に至っている。メトトレキサート非併用（モノテラピー）かつ半量のエンブレルでタイトコントロールが可能になった症例である。

インフリキシマブが2次無効となった場合，増量や生物製剤のスイッチが検討されるべきだが，高額な薬剤費が問題となることがある。エタネルセプトは，わが国の臨床試験で10 mg週2回投与の効果が確認され，承認用量ともされており，欧米における臨床治験での効果より低用量の効果が認められており，このことは医療経済的にも患者負担の面からも利点となり得る。

また，PRESEVE試験[5]では，エタネルセプトで寛解または低疾患活動性に至った症例でエタネルセプトの中止や減量が可能であることを示唆する結果が報告されており，このことは患者の経済的負担や合併症の懸念を解消するのに繋がることが期待される。

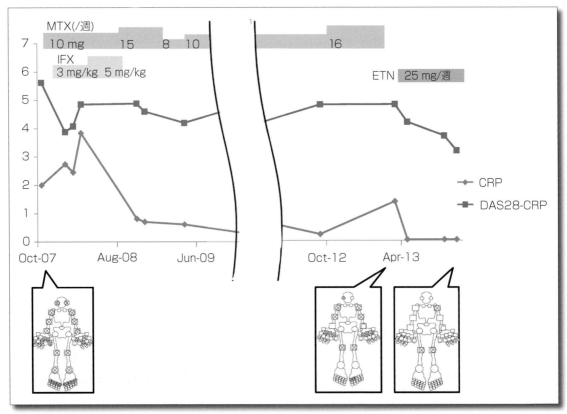

図2 症例2臨床経過

症例3

29歳，女性。

主訴：多関節痛

現病歴：20歳，左手関節，右手母指関節から右肘の疼痛にてRA発症。23歳からNSAIDsとサラゾスルファピリジンにて加療，24歳からメトトレキサート内服開始となり，寛解と増悪を繰り返しながら，メトトレキサート8 mg/週，サラゾスルファピリジン1000 mg/日にてコントロールされていた。2012年11月に結婚。挙児希望にて，再度，生物製剤導入目的に2011年12月当院紹介となった。

既往歴：特記事項なし

家族歴：特記事項なし

関節所見・関節X線：図3

血液検査：CRP 0.05 mg/dl, MMP-3 56.3 ng/ml, 血沈 8 mm/hr

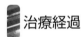治療経過

当院受診時点では，DAS28-CRP 2.6で疾患活動性は低かった。妊娠に向けての治療計画として，①メトトレキサートを中止しステロイドを内服する，②エタネルセプト単独療法（妊娠判明次第直ちに中止），を提案したところ，患者がエタネルセプト単独療法を希望された。現在，妊娠を優先事項として，エタネルセプト単独療法にて寛解を維持しながら治療継続中である。

本症例のサマリー

罹患歴9年のclass II, stage IVのRA患者で，メトトレキサートとサラゾスルファピリジンにて軽快と増悪を繰り返していた症例である。また近年問題となっているRA患者における治療と妊娠に関連する症例でもある。挙児希望であり，十分なインフォームドコンセントを行った上でエタネルセプト単独療法を選択した。

一般的に，RA患者が妊娠出産する場合に，任孕性の低下，早産・低出生体重児の可能性から，疾患活動性を抑えて妊娠するのが望ましいと考えられている。一方，生殖年齢にある女性患者に薬剤を投与する場合，母胎ならびに胎児の安全性は最優先事項である。

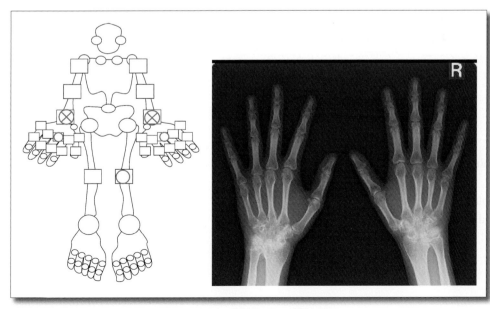

図3　症例3関節所見・関節X線

しかしながら妊娠中の薬剤使用についてのRCTを行うことは倫理上不可能であり，その評価は大変難しい．妊娠中服用した薬剤の胎児への影響について，妊娠2週（受精）から妊娠4週未満までの時期はまだ胎児の器官形成は開始されておらず，母体薬剤投与の影響を受けた受精卵は，着床不全や流産にて妊娠中断に至るか，あるいは完全に修復されるかのいずれかである（all or none）．妊娠4週から妊娠7週までが，「絶対過敏期」といわれる胎児の体の原器が作られる器官形成期であり，奇形を起こすかどうかという意味では最も過敏性が高い時期であり薬剤投与には慎重を要する．

　RAに対する生物製剤の中では，動物実験ならびに疫学研究からTNF阻害薬は妊娠判明までの使用は可能と考える．このうち，エタネルセプトはメトトレキサート非併用で使用できるため妊娠希望者に選択しやすい生物製剤と考えられる．さらに，エタネルセプトは半減期が3〜5日とTNF製剤の中では最も短く，妊娠判明した時点で中止することで胎児への影響を最小限に抑えることができると考える．また，エタネルセプトは分子量15万の糖蛋白であり，抗体製剤と異なって胎盤通過性が低く，妊娠中にも使用可能と考えられているが，その際は科学的根拠に基づいた判断とインフォームドコンセントが必須であり，慎重に投与するべきであろう．

文　献

1) Klareskog L, van der Heijde D, de Jager JP, Gough A, Kalden J, Malaise M, Martin Mola E, Pavelka K, Sany J, Settas L, Wajdula J, Pedersen R, Fatenejad S, Sanda M：TEMPO (Trial of Etanercept and Methotrexate with Radiographic Patient Outcomes) study investigators. Therapeutic effect of the combination of etanercept and methotrexate compared with each treatment alone in patients with rheumatoid arthritis：double-blind randomised controlled trial. Lancet. 2004 Feb 28；363 (9410)：675-81.
2) Aaltonen KJ, Virkki LM, Malmivaara A, Konttinen YT, Nordstrom DC, Blom M：Systematic review and meta-analysis of the efficacy and safety of existing TNF blocking agents in treatment of rheumatoid arthritis. PLoS One. 2012；7 (1)：e30275. Epub 2012 Jan 17.
3) Singh JA, Christensen R, Wells GA, Suarez-Almazor ME, Buchbinder R, Lopez-Olivo MA, Tanjong Ghogomu E, Tugwell P：Biologics for rheumatoid arthritis：an overview of Cochrane reviews. Cochrane Database Syst Rev. 2009 Oct 7；(4)
4) van Dartel SA, Fransen J, Kievit W, Flendrie M, den Broeder AA, Visser H, Hartkamp A, van de Laar MA, van Riel PL：Difference in the risk of serious infections in patients with rheumatoid arthritis treated with adalimumab, infliximab and etanercept: results from the Dutch Rheumatoid Arthritis Monitoring (DREAM) registry. Ann Rheum Dis. 2013 Jun；72 (6)：895-900.
5) Smolen JS, Nash P, Durez P, Hall S, Ilivanova E, Irazoque-Palazuelos F, Miranda P, Park MC, Pavelka K, Pedersen R, Szumski A, Hammond C, Koenig AS, Vlahos B：Maintenance, reduction, or withdrawal of etanercept after treatment with etanercept and methotrexate in patients with moderate rheumatoid arthritis (PRESERVE)：a randomised controlled trial. Lancet. 2013 Mar 16；381 (9870)：918-29.

第4章 関節リウマチにおける生物学的製剤処方事例

3 アダリムマブ

産業医科大学医学部　第一内科学講座　講師　　平田信太郎
産業医科大学医学部　第一内科学講座　准教授　齋藤　和義
産業医科大学医学部　第一内科学講座　教授　　田中　良哉

症例呈示

50歳女性。2009年3月より両手PIP関節に疼痛が出現，薬局で漢方薬など服用するも改善なく，関節痛および関節腫脹が拡大したことから同年8月に近医内科より当院当科外来を紹介され受診した。初診時に朝のこわばり90分，圧痛関節数19，腫脹関節数14，赤沈一時間値41 mm，CRP 0.79 mm/hr，リウマトイド因子97.5 IU/ml（基準値15未満），抗CCP抗体79.7 U/ml（基準値4.5未満）であり，発症後6ヵ月以内の早期関節リウマチ（stage II class 2）と診断した。初診の時点ですでにDAS28（ESR）6.41，CDAI 37.4，SDAI 38.1と高疾患活動性であり，予後不良因子を有することから，患者の同意を得て臨床試験（M06-859）（NCT: 01163292）D2E7（アダリムマブ）関節破壊抑制試験：HOPEFUL1試験）に組み入れ，同年9月より臨床試験プロトコルにしたがいMTX 6 mg/wと治験薬（アダリムマブ40 mg隔週；のちに実薬群と判明）投与を開始した。治療導入後は特にあきらかな有害事象の出現なく，図1に示すようにすみやかに疾患活動性の低下を認め，投与開始4ヵ月後にはDAS28（ESR）0.97，SDAI 0.1と臨床的寛解に至った。また身体機能は投与開始前HAQ-DI 1.875と機能障害を認めていたが，4ヵ月後にはHAQ-DI 0.5まで，さらに7ヵ月後には0まで低下し，機能障害は消失した。

臨床的および機能的寛解状態は52週の治験薬投与期間終了時まで維持した。患者は臨床試験期間終了後は保険診療によるアダリムマブ投与継続を希望しなかったため，臨床試験のプロトコルとともにアダリムマブ投与を中止し，その後MTXのみによる維持療法を継続し，現在も観察継続中である。散発的に軽微な関節症状の出没がみられるものの，図1に示すようにアダリムマブ中止後2年間にわたってDAS28（ESR）およびSDAIの寛解状態を維持しており，またHAQ-DIも0のままで維持されている。MTXの減量も一時試みられたが，活動性の再燃が危惧されたため現在もMTX 8 mg服用を継続中である。

手足の骨関節X線については，治療開始時において明らかな骨びらん，関節裂隙狭小化を認めず，その後も3年にわたり全く骨びらん，関節裂隙狭小化の進行を認めず経過している。

考察

本症例は，発症早期かつ高疾患活動性の症例に対しMTX＋アダリムマブ併用療法による治療導入を行い，1年間のアダリムマブ投

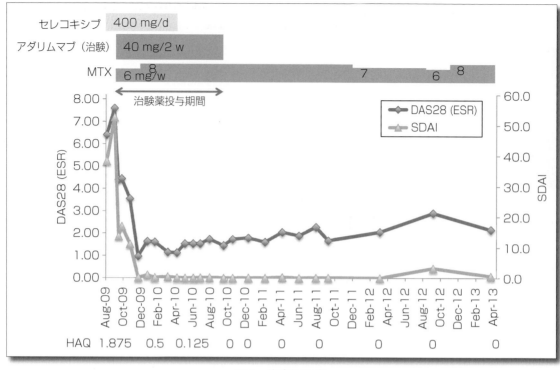

図1 臨床経過表

HOPEFUL1試験に参加しアダリムマブ群に割付けとなり，MTX＋アダリムマブでの初期治療を開始したところ，すみやかに臨床的寛解状態に至り，治験期間終了と同時にアダリムマブを中止，以後3年間にわたりMTXのみで寛解状態を維持している。

与継続後，臨床的寛解状態を維持したためアダリムマブを休薬，以後2年にわたりMTXのみで良好な状態を維持していることが特徴として挙げられる。すなわち，本症例から，(1) 発症後早期にMTX＋TNF阻害薬併用による初期治療により，迅速な臨床的寛解状態への導入が可能であった点，(2) 寛解維持に基づくTNF阻害薬休薬を行い，以後MTXのみで寛解状態の維持が可能であった点，の2つの点を学ぶことができる。

アダリムマブはRAに対しわが国で2008年に承認・上市された初のヒト型抗TNFαモノクローナル抗体製剤である。2012年に世界の全医療用薬剤の中で売上高第一位となり，代表的なTNF阻害薬と認識されている。わが国においては早期RAに対するADAによる関節破壊抑制効果に関してのエビデンスは欧米と比較し欠如していた。そこで，発症早期かつMTX未使用のRAに対するMTX＋ADA併用療法の関節破壊抑制効果の検証を目的として，わが国において行われた臨床試験がHOPEFUL1試験[1]である。罹病期間2年以内でMTX未使用のRA 334例を，MTX単独またはMTX＋ADA40 mgの2群に無作為割り付けし，26週より全例にMTX＋ADA併用投与を行った。その結果，26週時のmTSSの変化量はMTX単独群で2.17，MTX＋ADA群で1.53と抑制され，構造的寛解（ΔmTSS）達成率はMTX単独群で35.4％に対しMTX＋ADA群で62.0％と有意に高かった。この結果から，ADAは予後不良因子を有する活動性の高い未治療早期RAに対する適応を2012年に取得した。すなわち，RA診断確定後の初期治療としてMTX＋ADAによる治療導入が可能になったのである。今後早期にMTX＋

ADA併用療法を初回治療として行った場合の長期的効果および安全性，ならびに，ADA継続と休薬によるアウトカムの違いなど，実臨床におけるさまざまな疑問に答えるエビデンスが得られるものと期待される。

HOPEFUL 1試験は，これまでの内外の知見を基にMTX＋ADAによる早期治療介入の有効性を最大限発揮する方法を検証した臨床研究であり，わが国において先行治療を必要とせず最初からMTX＋ADAによる治療導入を可能とした点で極めて意義深い。しかし一方で関節破壊の面に着目すると，同様に早期RAを対象としたPREMIER試験[2]においては関節破壊がほぼ完全に抑制されたのに対し，HOPEFUL 1ではMTX＋ADA群においてさえ，mTSS平均変化量が24週において1.53，52週において1.63と，全体としては構造的寛解を達成できなかった。これら2つの臨床試験は人種の違いもあるが，治療上の最大の相違点はMTXの用量であった。すなわちPREMIERにおいてはMTXの用量は最大20 mgまで許容されていたのに対し，HOPEFUL 1では当時の保険承認用量である8 mg以下に制限されており，mTSSの結果に差が出た原因として，MTX用量の違いによる可能性が指摘された。2011年にわが国でMTXの初期治療への適応と，16 mgまでの増量が承認されたのを機に，発症2年以内かつMTX12 mg以上で効果不十分のRA症例を対象にADAの効果を検証する観察試験「HAWK study」が進行中である。先行のHOPEFUL 1試験の結果との比較により，わが国におけるMTX用量による関節破壊抑制効果への影響の解明が期待される。

本例のもうひとつの特徴として，アダリムマブ休薬が挙げられる。アダリムマブを含む生物学的製剤は，現在のところ非常に高価である。RAにおいてMTXなどの既存治療で効果不十分の症例において，長期的にみれば関節破壊抑制による機能的予後改善によって費用対効果も優れることが示されているが，患者に課される経済的負担は決して小さいものとはいえない。さらに，患者にとって半永久的に薬剤の使用を余儀なくされるのではないかといった不安は，生物学的製剤の導入を躊躇させる大きな要因となりうる。こうした患者の負担や不安に対し回答しうるエビデンスはいまだ圧倒的に不足しており，投薬中止後のアウトカムに関する検討が極めて重要である。インフリキシマブについては当科から発表したRRRスタディ[3]など，エビデンスが集積されているが，アダリムマブにおいてもHIT-HARD試験[4]，OPTIMA試験[5]，BRIGHT試験[6]など近年になり相次いで発表されている。

HONOR試験[7]は，我々の施設において遂行した観察研究で，ADA＋MTX併用で24週以上ステロイド，NSAIDsなしで長期寛解を得られたRA50例において，同意のうえADAを休薬し，その後もDAS28-ESR＜2.6を24週以上維持した場合を寛解維持と定義した。機能障害とX線上の進行はHAQとmTSSで評価した。その結果，58％（29/58）の患者が寛解維持を達成し，予測因子としてADA最終投与時のDAS28-ESR 2.16以下の深い寛解が見いだされた。また94.9％が構造的寛解を達成した。以上より，わが国においてもMTX＋ADAにより寛解導入を維持した上でADAを休薬した後もMTX単独で関節破壊の進行なく寛解を維持することが半数以上で可能であることが示された。

寛解休薬に関するエビデンスはいまだ十分とはいえず，決してすべてのRA患者に対して推奨されるべきではないが，さまざまな要因により薬剤中止を余儀なくされる場合に，休薬後の寛解維持率・再燃率に関するこれらの知見は，RAの治療経過において，医師と患者の双方に有益な情報となりうる。少なく

とも，本稿で提示した症例においては，休薬を試みたことによって患者自身に対し，生物学的製剤の継続による医療コストと身体的・精神的負担を大幅に軽減することが可能であった．かかる症例の蓄積は，医療経済学的にも重要な意味合いを有するといえる．

文　献

1) Takeuchi T, Yamanaka H, Ishiguro N, Miyasaka N, Mukai M, Matsubara T, et al：Adalimumab, a human anti-TNF monoclonal antibody, outcome study for the prevention of joint damage in Japanese patients with early rheumatoid arthritis：the HOPEFUL 1 study. Ann Rheum Dis. *in press*

2) Breedveld FC, Weisman MH, Kavanaugh AF, Cohen SB, Pavelka K, van Vollenhoven R, et al：The PREMIER study: A multicenter, randomized, double-blind clinical trial of combination therapy with adalimumab plus methotrexate versus methotrexate alone or adalimumab alone in patients with early, aggressive rheumatoid arthritis who had not had previous methotrexate treatment. Arthritis Rheum 54：26-37. 2006

3) Tanaka Y, Takeuchi T, Mimori T, Saito K, Nawata M, Kameda H, et al：Discontinuation of infliximab after attaining low disease activity in patients with rheumatoid arthritis：RRR (remission induction by Remicade in RA) study. Ann Rheum Dis 69：1286-91. 2010

4) Detert J, Bastian H, Listing J, Weiß A, Wassenberg S, Liebhaber A, et al：Induction therapy with adalimumab plus methotrexate for 24 weeks followed by methotrexate monotherapy up to week 48 versus methotrexate therapy alone for DMARD-naive patients with early rheumatoid arthritis：HIT HARD, an investigator-initiated study. Ann Rheum Dis 72：844-50. 2013

5) Kavanaugh A, Fleischmann RM, Emery P, Kupper H, Redden L, Guerette B, et al：Clinical, functional and radiographic consequences of achieving stable low disease activity and remission with adalimumab plus methotrexate or methotrexate alone in early rheumatoid arthritis：26-week results from the randomised, controlled OPTIMA study. Ann Rheum Dis 72：64-71. 2013

6) Harigai M, Takeuchi T, Tanaka Y, Matsubara T, Yamanaka H, Miyasaka N：Discontinuation of adalimumab treatment in rheumatoid arthritis patients after achieving low disease activity. Mod Rheumatol 22：814-22. 2012

7) Hirata S, Saito K, Kubo S, Fukuyo S, Mizuno Y, Iwata S, et al：Discontinuation of adalimumab after attaining DAS28 (ESR) remission in patients with rheumatoid Arthritis (HONOR study)：an observational study. Arthritis Res Ther. *in press*

4 トシリズマブ

大阪大学大学院医学系研究科　呼吸器・免疫アレルギー内科学　特任研究員　**菱谷　好洋**

はじめに

本稿では，トシリズマブ（TCZ，商品名アクテムラ®）の処方事例を2例紹介する。症例1は，メトトレキサート（MTX）併用の要否やTCZを寛解中止する可能性など，いくつかの点で示唆的であった。症例2は重篤な合併症（化膿性関節炎）を発症した例である。TCZに限らず抗リウマチ薬を処方する際には副作用に留意せねばならない。なかでも感染症の頻度は高い。確かに，TCZは炎症を強く抑制するために感染症の症状が顕在化しにくい。しかしながら，患者の訴えに耳を傾け，関節に触れて診療するという関節リウマチ診療の基本的な部分を疎かにさえしなければ，きっと患者の変調に気づくはずである。本稿の症例2を通して，そう感じていただけることであろう。

症例1

44歳（TCZ導入時），男性。

既往歴に特記事項なし。肉体労働に従事している。TCZ導入2.5年前に手指を中心とした多関節にこわばり・疼痛・腫脹が出現した。抗CCP抗体およびリウマチ因子は強陽性であり，近医にて関節リウマチ（RA）と診断された。サラゾスルファピリジン（SASP）による治療が開始され，一旦寛解に至った。しかしTCZ導入1年前にSASPが中止されたところ，翌月からRAの再燃をきたした。SASP再開やブシラミンへの変更は無効であり，TCZ導入9ヵ月前からはMTXを導入されプレドニゾロン（PRD）も併用されたが病勢はコントロールできなかった。そのため，TCZ導入7ヵ月前に当科へ紹介初診となった（以降の経過を図1に示す）。

初診時は，直前にMTX 8 mg，PRD 20 mgへ増量されてその効果が出てきているとのことであった。MTXの増量を依頼して近医での診療を継続して頂いたが，疼痛は自制内であったためMTXの増量はなされなかった。TCZ導入6ヵ月前にPRD減量をきっかけに疼痛が増強したため，TCZ導入5ヵ月前に再度当科へ紹介となった。同時にMTXを増量しRAのコントロールを試みたが，PRDを漸減したところやはり病勢は悪化した。特に足関節の疼痛腫脹が著しく仕事に支障をきたすようになったため，TCZの点滴静注を開始した（TCZ導入時の身体所見および主な検査所見を図2に示す）。なお，以降の経過に関してはいくつかの視点を設けて述べていくこととする。

■ TCZを選択した理由

本症例はMTX併用可能で頑健な中年男性

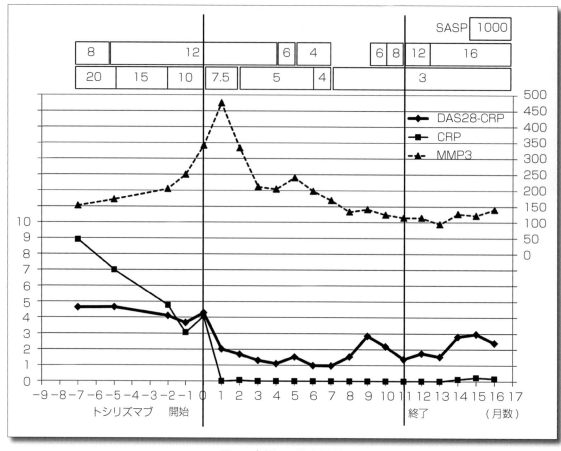

図1 症例1 治療経過

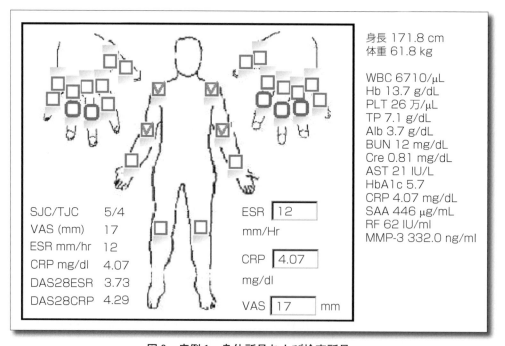

図2 症例1 身体所見および検査所見

http://www.med.osaka-u.ac.jp/pub/imed3/lab_2/index.html

であり，どの抗リウマチ生物学的製剤であっても同等に奏功することが期待された。患者が点滴製剤を希望されたことと，費用を心配されていたことから，体重60 kgの場合で最も安い点滴製剤であるTCZを選択した。

■ TCZの用量および投与間隔

TCZの用量は，米国では4 mg/kg/4週も添付文書に記載されている。しかしOPTION試験[1]やRADIATE試験[2]などの結果を受け，2013年のEULARのコンセンサスでは，4 mg/kgを支持しないと明確に記載された[3]。実臨床でも，8 mg/kgで「ようやく寛解を保持できている」と感じる症例が少なくない。例えば本症例の経過図をご覧いただきたい。TCZ投与開始5ヵ月後にわずかに疾患活動性の悪化がみられた。この時実は，患者都合によりTCZの投与間隔が5週間に延びていたのである。

■ TCZに対するMTX併用の要否

TCZについてACT-RAY試験（1年間の結果）ではMTX併用と非併用に有効性で差を認めなかった[4]。しかしMTX併用のほうがやはり若干有効性は高いとする結果が多い（FUNCTION試験（海外）[5]，SURPRISE試験（日本）[6]）。なおACT-RAY試験では併用群で肝障害の頻度が高かった[4]。またTCZは単剤でもMTXよりも高い有効性を示している（SATORI試験（日本）[7]，AMBITION試験（海外）[8]）。これは2013年9月現在，TCZだけが証明されている特性である。本症例でも当初，TCZ単剤による治療を目指してMTXを一旦漸減終了した。しかし残念ながら再増悪をきたしたためMTXの併用を再開したところ，8 mgで速やかに再度寛解とすることができた。

■ TCZ投与中の疾患活動性評価

TCZは「有効な血中濃度を維持できている＝CRP陰性化」である[9]。CRPを正常値で維持できていることを確認しておくことは重要であろう。また，TCZ投与中においても，DAS-28CRPはそれぞれの患者の経過を評価するのに良いツールである。本症の経過を通してもそれは実感される。なお検査値としては，MMP-3が疾患活動性の評価として有用との報告がある（保険診療上の制約はあるが）[10,11]。本症例でもMMP-3の値は，DAS-28CRPと比してやや遅れる印象はあるがほぼ平行に推移していた。

■ TCZを寛解中止できる可能性

本症例は，TCZが著効し寛解導入に成功した。その後，残念ながら患者の経済的理由によりTCZを中止せざるを得なかった。TCZ中止に伴って疾患活動性は上昇したが，MTX等の増量により再度の寛解導入に成功した。その後半年以上，いわゆる「Biologicsフリー寛解」を維持できている。

さてTCZの休薬の可能性について，国内でDREAM試験[11]が行われ，海外ではACT-RAY試験が進行中[12]である。DREAM試験では，TCZ単剤で寛解導入した後にTCZを休止し，1年後に低疾患活動性を維持できていたのは13.8％であった[11]。ACT-RAY試験の中間成績（2年）によると，TCZ（±MTX）を1年間投与して寛解導入された後にTCZ休薬を試みた患者の86％が休薬後1年以内に再燃をきたした[12]。奇しくも国内外でほぼ同様の結果であり，現時点では，TCZは長期の継続を要する薬剤と位置づけられるであろう。しかし，TCZ休薬を試みてはいけないということはない。なぜなら，DREAM試験に引き続いて行われたRESTORE試験では，TCZ休薬後に再燃しTCZを再開した患者の88.5％が12週以内にDAS28寛解を問題なく達成しているからである[13]。

症例2

67歳（感染症発症時）男性。

43歳時に高血圧症と2型糖尿病を発症し加療されている。57歳時からはインスリンを導入されている。年金生活者。63歳時（TCZ導入2年3ヵ月前）に、多発関節痛を発症した。リウマチ因子および抗CCP抗体陽性であり、当科でRAと診断した。MTX＋SASPにて加療を開始したが、病勢は非常に強く、関節破壊は急速に進行した。65歳時（TCZ導入1年前）、インフリキシマブ（IFX）を導入した。IFXは奏功したが、10ヵ月後に間質性肺炎を発症したため、IFXとMTXを中止せざるを得なかった。66歳時、TCZを導入した。ステロイドも中等量で併用していたが寛解には至らず、低〜中疾患活動性で推移していた。TCZ導入1年後にはRA頚椎症も発症し、日常生活がさらに強く制限される状態となっていた。

TCZ導入2年6ヵ月後（入院2週間前）、定期の外来でTCZを投与した。PRD 8 mgを併用していた（疼痛関節4、腫脹関節6 CRP 0.62 MMP3 169）。入院5日前から左肩の疼痛・熱感が出現したため、当科外来を受診。精査加療目的に入院とした。入院時身体所見を表1、入院時検査所見を図3に示

表1 症例2 入院時身体所見

意識は清明。左肩疼痛のため体位変換は不能。
163 cm、66.5 Kg、37.2℃ 心拍93/分 呼吸24/分
血圧 103/62 mmHg
心音：純、呼吸音：両側下肺野でFine Crackle（＋）
左肩は全体的に腫張あり。発赤・熱感はわずか。
疼痛関節 5/28、腫張関節 7/28

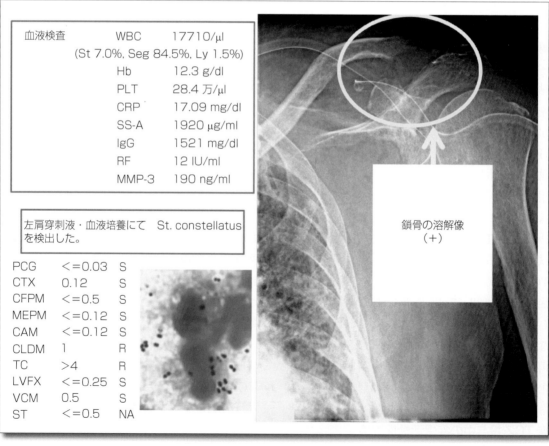

図3 症例2 入院時検査所見

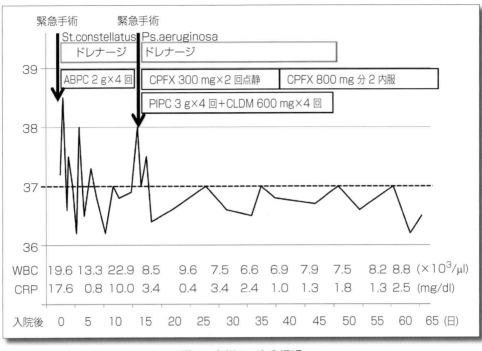

図4　症例2　治療経過

す。

　臨床症状と肩部穿刺液のグラム染色の結果から肩部の化膿性関節炎と診断した。当院整形外科へ依頼し，緊急で切開ドレナージ術が施行された。はたして左肩部に大量の膿貯留を認めた。すでに腱板は破壊されており，関節包も消失していた。術中所見から肩鎖関節が初発であろうと考えられた。以降の経過を図4に示す。

　当初検出されたのは St. constellatus であり抗生剤への耐性もほぼなかった。2週間でドレナージをいったん終了したが，残念ながらすぐに再燃した。次に検出されたのは Ps. aeruginosa であった。幸い抗生剤への感受性はある程度保たれており，計2ヵ月を超えるドレナージおよび抗生剤加療ののち軽快退院とした。

■重症感染症を発症するリスクに関して
　小池らは TCZ の市販後全例調査で Logistic Regression を行い，TCZ を投与中の患者が28週以内に重症感染症を発症する Risk Factor を3つ抽出した[14]。すなわち，①呼吸器疾患の併存，②　ステロイド併用（プレドニゾロン換算で5 mg 以上），③　65歳以上である。本症例ではこの3つがすべて満たされるうえに重症の糖尿病も合併しており，重症感染症のリスクは高いことが容易に想像される。可能であれば TCZ の投与は避けるべきであろうが，本症例は非常に疾患活動性が強く，加えて抗 TNF 製剤を使えない状況であったため，患者にリスクを了解して頂いた上で TCZ の投与に踏み切った。そして実際，TCZ の投与により一時的にせよ病勢の進行は抑えられた。重要なのは，リスクに目を背けるのではなく，リスクを医療者と患者本人の双方がしっかり認識していることであろう。はたして本症例は重症感染症を発症したのであるが，患者本人が異変に気づいて早期に来院して頂いたため，ことなきを得た。

■重症感染症を見落とさないために
　「TCZ 投与中の感染症は炎症がマスクされ

るためにわかりにくい」と一般にいわれる。しかし，重篤な感染症が「わかりにくい」ことはあっても「わからない」ことはなく，TCZの使用を避ける理由にはならない。現に筆者らの施設ではTCZを長期間，高い継続性をもって使用できている[15]。これは特別に厳重な医療を行っているわけではない。例えば，本症例は化膿性関節炎で鎖骨が溶けるほどの病態であったのにもかかわらず，身体所見上の炎症所見はさほど強いものではなかった。単に「関節リウマチの患者が関節痛の増悪を訴えている」と捉えれば，関節リウマチの増悪と誤診しかねないストーリーである。しかし，「いつもと違うようである」と患者が述べ，「前回のカルテ記載と比較して増悪しているのが左肩のみである」時点で，もはや看過することはなかった。毎回怠らずに関節に触れて所見を記載しておくという，最も基本的なことが最も大切なのであるということを，本症例は教えてくれている。

　以上，2つの症例を通して関節リウマチ治療におけるTCZの使用について考察した。関節リウマチ医療に関わる先生方の御参考にしていただければ幸いである。

文献

1) Smolen, J. S., et al：Effect of interleukin-6 receptor inhibition with tocilizumab in patients with rheumatoid arthritis (OPTION study)：a double-blind, placebo-controlled, randomised trial. The Lancet, 2008. 371（9617）：p. 987-997.
2) Karsdal, M. A., et al：IL-6 receptor inhibition positively modulates bone balance in rheumatoid arthritis patients with an inadequate response to anti-tumor necrosis factor therapy：biochemical marker analysis of bone metabolism in the tocilizumab RADIATE study (NCT00106522). Semin Arthritis Rheum, 2012. 42（2）：p. 131-9.
3) Schoels, M. M., et al：Blocking the effects of interleukin-6 in rheumatoid arthritis and other inflammatory rheumatic diseases: systematic literature review and meta-analysis informing a consensus statement. Ann Rheum Dis, 2013. 72（4）：p. 583-9.
4) Dougados, M., et al：Adding tocilizumab or switching to tocilizumab monotherapy in methotrexate inadequate responders：24-week symptomatic and structural results of a 2-year randomised controlled strategy trial in rheumatoid arthritis (ACT-RAY). Ann Rheum Dis, 2013. 72（1）：p. 43-50.
5) Burmester, G., et al：Tocilizumab (TCZ) in combination and monotherapy versus methotrexate (MTX) in MTX-naive patients with early rheumatoid arthritis (RA)：clinical and radiographic outcomes from a randomised, placebo-controlled trial. Ann Rheum Dis, 2013. 72（Suppl3）.
6) Takeuchi, T., et al：Adding tocilizumab or switching to tocilizumab monotherapy in RA patients with inadequate response to methotrexate：24-week results from a randomized controlled study (SURPRISE study). Ann Rheum Dis, 2013. 72（Suppl3）.
7) Nishimoto, N., et al：Study of active controlled tocilizumab monotherapy for rheumatoid arthritis patients with an inadequate response to methotrexate (SATORI)：significant reduction in disease activity and serum vascular endothelial growth factor by IL-6 receptor inhibition therapy. Mod Rheumatol, 2009. 19（1）：p. 12-9.
8) Jones, G., et al：Comparison of tocilizumab monotherapy versus methotrexate monotherapy in patients with moderate to severe rheumatoid arthritis：he AMBITION study. Ann Rheum Dis, 2010. 69（1）：p. 88-96.

9) Ogata, A., et al：Safety and efficacy of tocilizumab for the treatment of rheumatoid arthritis. Clin Med Insights Arthritis Musculoskelet Disord, 2012. 5：p. 27-42.

10) Garnero, P., et al：Rapid and sustained improvement in bone and cartilage turnover markers with the anti-interleukin-6 receptor inhibitor tocilizumab plus methotrexate in rheumatoid arthritis patients with an inadequate response to methotrexate：results from a substudy of the multicenter double-blind, placebo-controlled trial of tocilizumab in inadequate responders to methotrexate alone. Arthritis Rheum, 2010. 62（1）: p. 33-43.

11) Nishimoto, N., et al：Drug free REmission/low disease activity after cessation of tocilizumab (Actemra) Monotherapy (DREAM) study. Mod Rheumatol, 2013.

12) Huizinga, T. W. J., et al：Clinical and radiographic outcomes at two years and the effect of tocilizumab（TCZ）discontinuation following sustained remission in the second year of the ACT-RAY study. Ann Rheum Dis, 2013. 72（Suppl3）.

13) Nishimoto, N., et al：Retreatment efficacy and safety of tocilizumab in patients with rheumatoid arthritis in recurrence（RESTORE）study. Mod Rheumatol, 2013.

14) Koike, T., et al：Postmarketing surveillance of tocilizumab for rheumatoid arthritis in Japan：interim analysis of 3881 patients. Ann Rheum Dis, 2011. 70（12）: p. 2148-51.

15) Hishitani, Y., et al：Retention of tocilizumab and anti-tumour necrosis factor drugs in the treatment of rheumatoid arthritis. Scand J Rheumatol, 2013. 42（4）: p. 253-9.

第4章 関節リウマチにおける生物学的製剤処方事例

5 アバタセプト

聖路加国際病院　Immuno-Rheumatology Center　**六反田　諒**
聖路加国際病院　Immuno-Rheumatology Center　センター長　**岡田　正人**

症例提示

症例は62歳男性。5年前に関節リウマチを発症し，A病院でブシラミン，NSAIDsによる治療を受けていた。症状改善に乏しかったため3年前よりB病院を受診し，サラゾスルファピリジン，メソトレキセートを導入されたが，治療抵抗性であり高疾患活動性が持続するため当科を紹介受診した。

既往歴：胃癌，10年前に胃全摘術を施行。術後再発なし。
食道カンジダ症，術後フォローアップの上部消化管内視鏡で度々指摘されている。
肺気腫．
社会生活歴：会社員．
飲酒，日本酒2合/日．
喫煙，20本×30年の喫煙歴あり．10年前より禁煙．
当科初診時の処方：サラゾスルファピリジン1000 mg/日，メソトレキセート12 mg/週．
初診時関節所見：腫脹関節数（28関節中）12，圧痛関節数12，患者疼痛 VAS 50/100，患者全般評価62/100，医師全般評価54/100。関節所見（図1），両肘関節伸側にリウマチ結節を認める。
検査所見：WBC 4100, Hb 12.1, Plt 20.9,

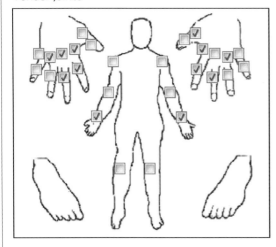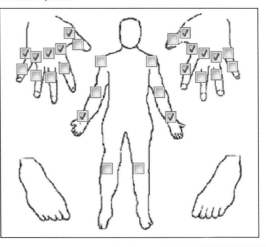

図1　初診時関節所見

AST 45, ALT 26, Cre 0.40, Alb 3.7, CRP 6.45 mg/dL, ESR 42 mm/1 hr, RF 800≧, RAPA 2560, C3 54 mg/dL, C4 9 mg/dL, 抗核抗体40倍.

両手単純X線写真：両手MCP関節に骨びらんおよび関節裂隙狭小化を認める.手関節の著明な関節裂隙狭小化があり,全体に関節周囲の骨吸収がある.

本症例の特徴とアバタセプト選択理由

長期間罹患歴があり,十分なMTX投与に対しても抵抗性を示し高疾患活動性が持続している.また,補体低下,RF/RAPAの著増,リウマチ結節の存在から悪性関節リウマチとも診断できる.関節リウマチに対する治療強化が望ましいが,肺気腫・悪性腫瘍の既往・食道カンジダ症などから易感染性に注意を要しつつ治療を行う必要があると考えられた.アバタセプトはMTX抵抗性RA（AIM試験）やTNF阻害薬抵抗性RA（ATTAIN試験）など他剤に対する抵抗例に対して優れた関節症状改善効果が報告されている.またMTX治療抵抗性RAに対するアバタセプトあるいはインフリキシマブのプラセボ比較試験であるATTEST試験では,1年後の時点でアバタセプトとインフリキシマブは両群で有意差を持ってプラセボに対して高い治療効果を示している.この試験においては,アバタセプトとインフリキシマブとの直接効果比較に関しては統計学的有意差は示されなかったものの,DAS28の変化率は－2.88 vs －2.25でアバタセプト投与群において改善率が高い傾向にあった.また,1年間の重症感染症発症率は8.5% vs 1.9%であり,アバタセプト投与群において感染症が少ないことが示されている.また,アバタセプトのFc領域はヒト免疫グロブリンIgG1で構成されている.このため,他の生物学的製剤と比較し

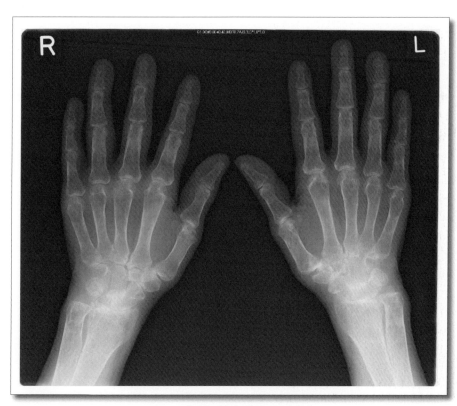

図2　初診時両手単純X線写真

て中和抗体産生率が比較的低いため二次無効症例が少なく，また中和抗体出現によっても明らかには有害事象が増加しないと考えられており，前述のATTEST試験でも急性投与時反応はインフリキシマブ群が24.8％であったのに対してアバタセプト群では7.1％，であり，より安全に投与可能であることが示唆されている。これらのデータを元に，本症例のような感染症リスクが高いにもかかわらず生物学的製剤の導入が必要な場合には，アバタセプトが選択肢の1つとなると考えた。

アバタセプト投与開始後の経過

体重58.2 kgであったため，10 mg/kg相当としてアバタセプト500 mgの静脈注射を開始。第1日，第15日，第29日に投与し，以後28日間隔で継続した。DAS 28は6.23（アバタセプト導入時）→5.25（4週後）→2.70（12週後）→1.74（24週後）と推移し半年以内で寛解に達した（図3）。また，悪性関節リウマチの所見として当初認めてい

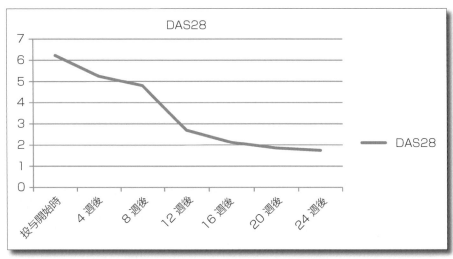

図3　アバタセプト開始後DAS28推移

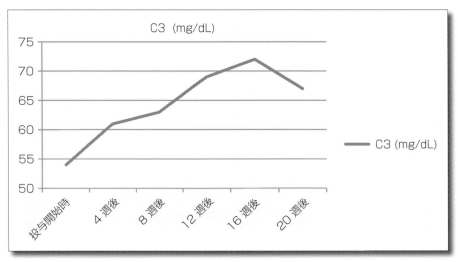

図4　アバタセプト開始後C3値推移

た補体の低下も関節症状の軽快と共に改善し，開始12週後より正常範囲となった（図4）。投与時反応および投与中の有害事象は認めず，現在も1ヵ月ごとのアバタセプト投与を継続している。

症例のまとめ

以上，当院で経験したアバタセプト使用の1例を提示した。本症例では関節症状が速やかに改善したのみならず，ステロイドを使用せずに補体などの悪性関節リウマチ所見にも改善を認めている点が印象的である。アバタセプトをはじめとする生物学的製剤が関節リウマチの関節炎に対し有効であることは多くの報告から疑いもなく，生物学的製剤が使用可能であれば多くの症例で臨床的寛解が達成することが可能となっている。しかし一方で強力な作用に伴う易感染性や免疫原性に伴う投与反応・二次無効などにも十分に配慮する必要があり，そのような観点からはアバタセプトは実臨床における有力な選択肢といえるのではないだろうか。

第4章 関節リウマチにおける生物学的製剤処方事例

ゴリムマブ

聖路加国際病院　Immuno-Rheumatology Center　医長　岸本　暢将

はじめに

患者さんは70歳女性で，夫が自営業を営んでおり現在も事務の手伝いを行っている。当院まで電車で1時間半〜2時間の遠方より関節リウマチ（RA）の診断で紹介受診した。現病歴であるが6ヵ月前から両肩，膝の痛みを自覚し近医にて"50肩および変形性関節症"の診断にてヒアルロン酸関節内注射を行っていたが軽快せず。約3ヵ月前より両手MCP関節の腫脹，2ヵ月前から両手首の腫脹と関節痛を認め近医紹介元となった整形外科を受診した。抗CCP抗体100以上でありRAの診断にて非ステロイド系消炎鎮痛剤に加えサラゾスルファピリジンが開始となった。しかし症状ほとんど軽快せず1ヵ月後に当院紹介受診（発症から6ヵ月）となった。

既往歴：2年前に糖尿病の診断にてメトフォルミンを服用中，コントロール良好。
手術歴はなし。

薬歴：ロキソプロフェン3T分3　メトホルミン500 mg分2　サラゾスルファピリジン1 g分2

アレルギー歴：なし。

家族歴：膠原病，関節リウマチ，甲状腺疾患なし，結核家族歴なし。

社会歴：自営業事務職，酒タバコなし。

システムレビュー：軽度口腔内乾燥あり。
身体所見：バイタルサイン正常。
心・肺：異常なし，**皮膚**：皮疹なし，爪正常
関節所見：図1参照（○：腫脹関節　●：圧痛関節　●：両方）
検査所見：血算正常，生化学正常 HbA1c（J）7.3％，尿一般検査および沈渣　正常
CRP 0.64 mg/dl，ESR 45 mm/時，ANA＜40，抗SSA抗体陰性，C3/C4正常
リウマトイド因子 22 IU/mL（＜25），抗CCP抗体 100 U/mL
TSH正常
HBsAg，HBs抗体，HBc抗体陰性，HCV抗体陰性
ツ反陰性　クオンティフェロン検査陰性
胸部X線：異常なし
手足X線：図2，3参照。

以上より，発症6ヵ月で足指MTP関節に骨びらんを認め，抗CCP抗体陽性で予後不良因子を有する関節リウマチと診断。初診時DAS 28 CRP 5.04であり疾患活動性も高くメトトレキサート（MTX）を追加併用開始した。初診から12週後MTX　12 mg/週を4週間使用しても効果がみられず生物学的製剤についてご提案した。進行が速く骨びらんを有するRA患者であること，自宅が遠方であり，仕事をアクティブに行っているので頻回に注射指導のために来院することが難しいこ

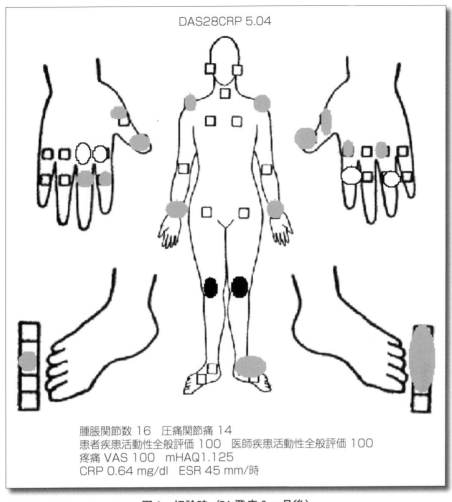

図1 初診時（RA発症6ヵ月後）

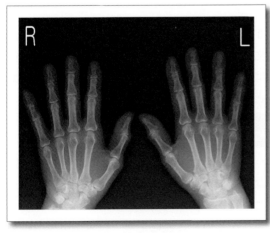

図2 初診時手XR

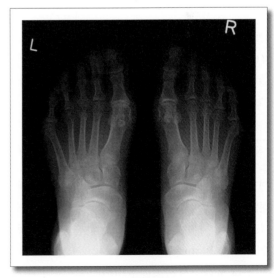

図3 初診時足XR

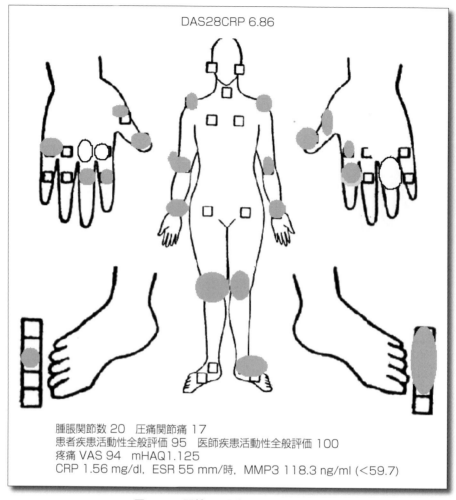

図4 MTX 開始12 週後（GLM 開始前）

と，自己注射は希望されなかったこと，できれば注射後すみやかに帰宅したいとのご希望がありゴリムマブ（GLM）を選択した（開始時の疾患活動性は図4を参照）。

GLM 50 mg 皮下注射開始後サラゾスルファピリジンは中止し，MTX は継続投与としていた。GLM 開始12 週後（図5参照），すみやかに改善を認めるも右肩と左手首の腫脹圧痛は残存したためトリアムシノロンアセトニド注射液の関節内投与をそれぞれ20 mg，10 mg ずつ行った。その後は自覚症状も改善し，自営業の事務職の手伝いも関節リウマチ発症以前のようにできるようになった。GLM 開始26 週後の状態を図6に示

す。発症2年後の X 線検査（図7, 8 参照）においても左 3MTP 関節の骨びらんの進行はほとんどなく経過しており注意深く GLM と MTX の併用を継続している。

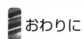 おわりに

今回この症例を通して GLM の他の製剤にない，または同等の特徴として強調できる点は，従来の製剤にはないトランスジェニック製法を用いたことにより，抗製剤抗体（抗ゴリムマブ抗体）の発現が極めて低い製剤であり，二次無効も生じにくく，継続率が高い薬剤であるということである。それにより抗体製剤の特徴である，長期間にわたる関節破壊

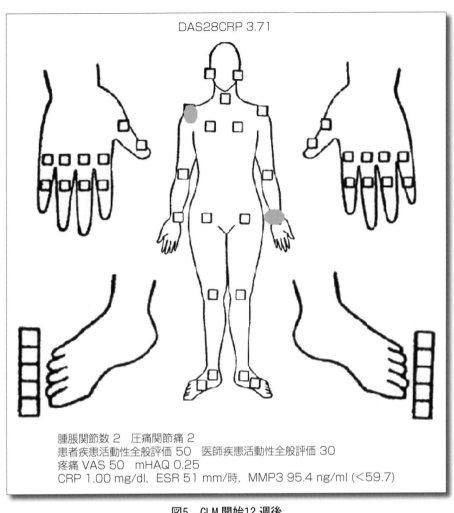

図5　GLM 開始12 週後

抑制効果を維持することができる。また，4週間に1回という投与間隔であり，生物学的製剤の皮下注射製剤の中で投与間隔が長い薬剤であり，頻回に受診できない患者さんに有用である。さらに，簡便な皮下注射であるため，在院時間も最も短く自己注射を行わなくてよいメリットもある。さらに，今回の症例では行っていないが，標準用量の50mg/4週だけでなく，高用量の100 mg/4週という用法・用量があり，RA患者の病態に合わせた用量調節が初回投与から可能である薬剤である。

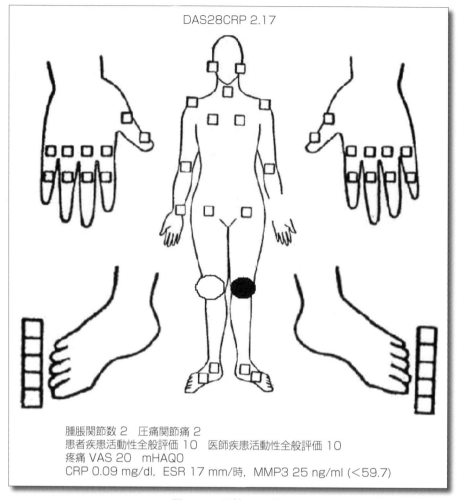

図6　GLM開始26週後

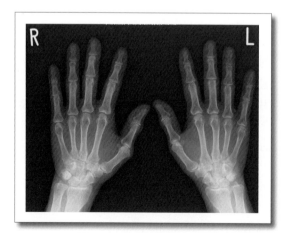

図7　RA発症2年後の手XR

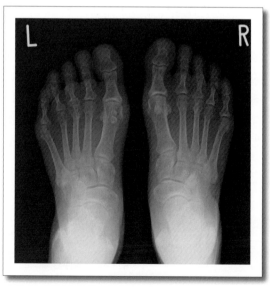

図8　RA発症2年後の足XR

7 セルトリズマブ

北海道大学大学院医学研究科　免疫・代謝内科学講座　講師　保田　晋助

症例

28歳，女性。
既往歴に特記事項なし
家族歴；母が Basedow 病
生活歴；喫煙；10 本/日を 8 年間。現在は禁煙中。アルコール；機会飲酒
現病歴；201X 年 Y-2 月より，右第 5 指 PIP 関節の腫脹と痛みを自覚した。同年 Y-1 月頃より PIP 関節を中心とした多関節の痛みと腫脹が出現するようになった。1 時間程度の朝のこわばりを自覚している。近医を受診し，RF，抗 CCP 抗体陽性および手指の腫脹より関節リウマチを疑われ，Y 月に当科紹介受診となった。
尿検査；PH 6.0，比重 1.018，蛋白（－），糖（－），ウロビリノゲン（－），ビリルビン（－），ケトン（－），潜血（－）
血液検査所見；WBC 4,000/μL（好中球 66.6%，リンパ球 26.7%，単球 5.6%，好酸球 0.9%），RBC 378×10^4/μL，Hb 12.4 g/dl，Ht 36.8%，Plt 21.5×10^4/μL，AST

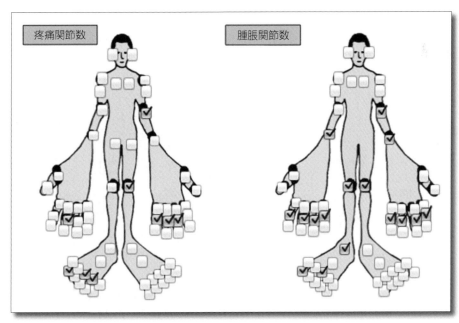

図 1　関節所見（初診時）；DAS28ESR＝5.23，SDAI＝29.8，HAQ＝1.25

20 IU/L，ALT 13 IU/L，LDH 153 IU/L，BUN 10 mg/dL，Cr 0.53 mg/dL，CRP 0.1 mg/dL，抗 CCP 抗体 29.2 U/mL，RF 266 IU/mL，ANA 80×（均一型），HBs 抗原（－），HBc 抗体（－），HCV 抗体（－）初診時身体所見；身長 161 cm，体重 47.5 kg，体温 36.6℃。顔面・頸部異常なし。胸部聴診異常なし。下腿に浮腫を認めず。関節所見を図 1 に示す。

関節 X 線に骨びらん（－），関節裂隙狭小化（－），胸部 X 線所見異常なし。

治療経過

初診 2 週後より MTX 8 mg/週を開始（DAS28ESR 5.23），葉酸を併用した。MTX を 2 週ごとに 10 mg/週，12 mg/週，14 mg/週に増量し，DAS28ESR 2.92 まで低下したが，空咳と軽度の肝障害のため MTX を段階的に 10 mg/週に減量した。その後 DAS-28ESR 3.71 と疾患活動性が上昇したため（図 2），胸部 CT，クオンティフェロン検査にて異常がないことを確認し，初診日より 5 ヵ月が経過した時点でセルトリズマブ・ペゴルを開始した。1 回 400 mg を初回，2 週後，4 週後に皮下注射し，3 回目投与日には DAS28ESR 2.59（図 3）まで改善した。以後 1 回 200 mg を 2 週間の間隔で投与したが，開始 3 ヵ月後には 1.84（図 4）と疾患活動性は低下し，その後も寛解を維持している。初診時からの経過を図 5 にまとめた。

考察

本症例では，発症早期であったが腫脹関節が多く，疾患活動性は高かった。関節所見の割に疼痛の訴えが少なく，比較的我慢強い方であった。また，小関節が主な罹患部位であり CRP は当初から活動性の指標にならなかった。RF，抗 CCP 抗体とも陽性であり，また若年でもあったため早期の寛解導入が望まれた。

予後不良因子（＋）と判断され，MTX 8 mg/週より開始，いわゆる Rapid escalation を行ったが空咳と軽度の肝障害のため MTX の許容量は 10 mg/週であった。MTX

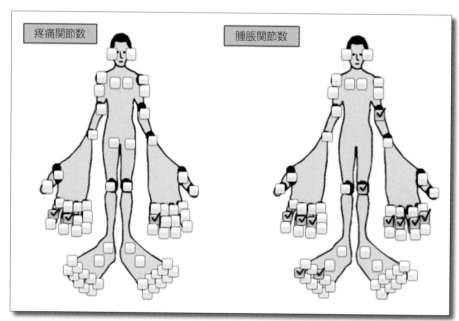

図 2 関節所見（セルトリズマブ導入時）；DAS28ESR＝3.71，SDAI＝18.6，HAQ＝0.375

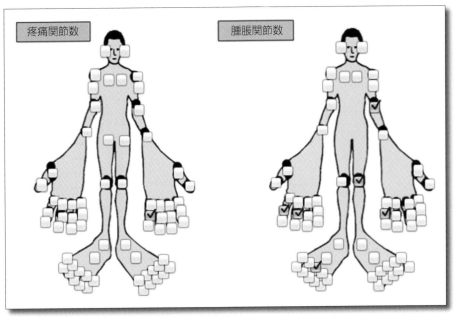

図3 関節所見（セルトリズマブ導入後1ヵ月）；DAS28ESR＝2.59, SDAI＝11.5, HAQ＝0.375

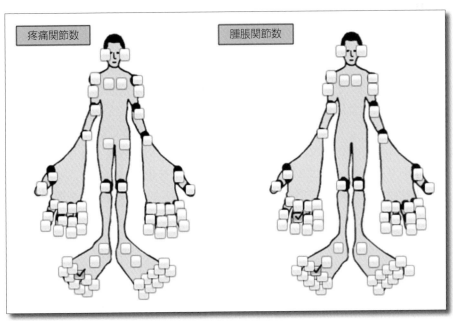

図4 関節所見（セルトリズマブ導入後3ヵ月）；DAS28ESR＝1.84, SDAI＝2.2, HAQ＝0.125

単剤では疾患の十分なコントロールが行えず，サラゾスルファピリジンなどの併用も選択肢としてはあり得るが，より確実な治療効果を期待して生物学的製剤の導入が必要と判断した．特に合併症などはなく，感染症のリスクも高くない患者と考えられたので，効果発現が速いことが期待されるセルトリズマブ・ペゴルを選択した．実際に，投与開始

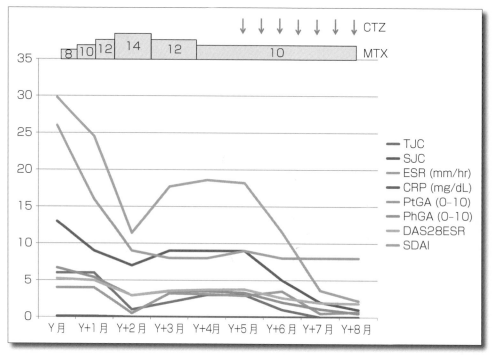

図5 初診時からの治療経過
TJC：28関節中の圧痛関節数，SJC：28関節中の腫脹関節数，PtGA：患者による全般評価，
PhGA：医師による全般評価，CTZ：セルトリズマブ・ペゴル，MTX：メトトレキサート

1ヵ月後には寛解に達し，その後も寛解を維持できている．X線上の骨破壊もなく，良好な経過をとっている．

疾患活動性が高く，合併症の少ない若年患者において，セルトリズマブ・ペゴルは第一選択となりうる生物学的製剤の1つである．

結語

MTX投与にて効果不十分な症例または副作用のため十分量を投与できない活動性関節リウマチ患者において，セルトリズマブ・ペゴルは早期の寛解導入を期待できる生物学的製剤と考えられた．

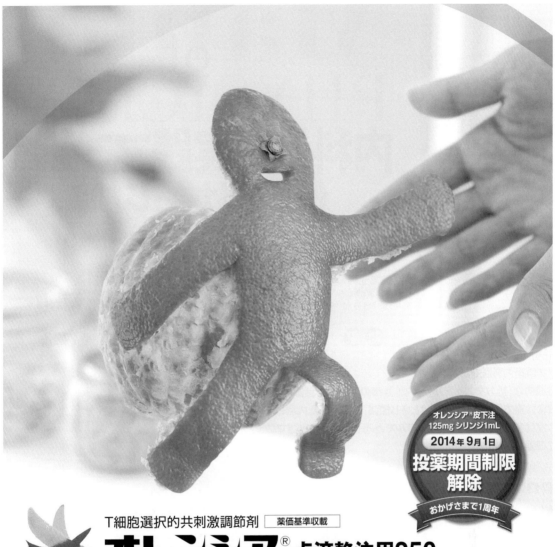

オレンシア®皮下注
125mg シリンジ1mL
2014年9月1日
投薬期間制限解除
おかげさまで1周年

T細胞選択的共刺激調節剤　薬価基準収載
オレンシア® 点滴静注用250mg
生物由来製品　劇薬　処方せん医薬品　注意—医師等の処方せんにより使用すること
一般名：アバタセプト（遺伝子組換え）　ORENCIA®

T細胞選択的共刺激調節剤　薬価基準収載
オレンシア® 皮下注125mg シリンジ1mL
生物由来製品　劇薬　処方せん医薬品　注意—医師等の処方せんにより使用すること
一般名：アバタセプト（遺伝子組換え）　ORENCIA®

「効能又は効果」、「用法及び用量」、「警告・禁忌を含む使用上の注意」等の詳細は、製品添付文書をご覧ください。

製造販売元
ブリストル・マイヤーズ株式会社
〒163-1328　東京都新宿区西新宿 6-5-1

販売元／プロモーション提携
小野薬品工業株式会社
〒541-8564　大阪市中央区久太郎町1-8-2

2014年7月作成

好評刊

好評発売中！ 姉妹編
Manual of PHYSICIANS
内科診療実践マニュアル

- 日本臨床内科医会編
- B5判／832頁
- 定価（本体価格8000円＋税）
- ISBN 978-4-902266-37-5

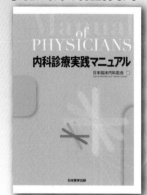

Manual of PHYSICIANS
内科処方実践マニュアル
使い分けとさじ加減

日本臨床内科医会 編
JAPAN PHYSICIANS ASSOCIATION

- B5判／552頁
- 定価（本体価格 5,200 円＋税）
- ISBN 978-4-902266-76-4

対象 実地医家・臨床医

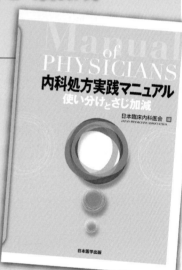

内容

- 日本臨床内科医会編集。
- 実践的な『処方マニュアル』を内科診療の第一線で活躍中の85名の専門家が執筆。
- 日常診療で役立つ『使い分けとさじ加減』を重視した内容とした。
- 本書は実践的な「診療」マニュアルである「内科診療実践マニュアル」の目次・執筆者に準拠した姉妹編。

Contents

「総論」
処方箋の書き方／剤型の特徴／服用時間／薬物相互作用／治療薬物のモニタリング（TDM）／性差、年齢差（超高齢者、小児）／腎機能低下時の処方／特殊な薬物（麻薬、予防接種、禁煙治療、漢方薬）／医療制度（薬事法・救済制度・OTCと後発品・情報検索）／妊娠・授乳期の薬物投与時の注意 妊婦に処方できる薬物／薬物依存

「処方編」
A. 循環器疾患
本態性高血圧／低血圧／虚血性心疾患／不整脈／心不全／心筋炎・心筋症／閉塞性動脈硬化症／急性肺血栓塞栓症・慢性肺血栓塞栓症・大動脈解離

B. 呼吸器疾患
かぜ症候群／インフルエンザ／鼻アレルギー（花粉症）／市中肺炎／マイコプラズマ肺炎／肺結核／非結核性抗酸菌症／8.気管支拡張症／気管支喘息／慢性閉塞性肺疾患（COPD）／間質性肺炎（特発性、膠原病性）／過換気症候群／誤嚥性肺炎／その他のまれな呼吸器疾患

C. 消化器疾患
口内炎・舌炎／逆流性食道炎、食道炎／消化性潰瘍／胃炎／急性腸炎／食中毒／過敏性腸症候群／炎症性腸疾患

D. 肝・胆・膵疾患
ウイルス性肝炎（A,B,C 型肝炎）／自己免疫性肝炎（Autoimmune Hepatitis；AIH）／非アルコール性脂肪性肝疾患（NAFLD）・非アルコール性脂肪性肝炎（NASH）／原発性胆汁性肝硬変症（Primary Biliary Cirrhosis；PBC）／アルコール性肝障害／薬物性肝障害／肝硬変症／胆石・胆嚢炎／膵炎

E. 代謝・内分泌疾患
糖尿病／脂質異常症／高尿酸血症、痛風／甲状腺疾患／更年期障害／メタボリックシンドローム／その他の内分泌疾患

F. 腎疾患
慢性腎臓病（CKD）／IgA 腎症／ネフローゼ症候群／腎不全／電解質異常／尿路感染症／尿路結石

G. 神経疾患
脳炎・髄膜炎／脳血管障害の一次、二次予防／パーキンソン病／本態性振戦／多発性硬化症／脊髄小脳変性症／重症筋無力症／多発性筋炎／多発性ニューロパチー／神経痛／てんかん／めまい／頭痛／不安障害（不安神経症）（含自律神経失調症）／うつ病／睡眠障害

H. 血液疾患
鉄欠乏性貧血／高齢者の貧血、大球性貧血、腎性貧血、再生不良性貧血／その他の貧血：白血病、骨髄腫、骨髄異形成症候群／出血傾向─紫斑病と血液凝固／溶血性貧血

I. 骨・関節・免疫疾患
関節リウマチ（RA）／関節リウマチ以外の膠原病／骨粗鬆症／変形性膝関節症／アナフィラキシー／強直性脊椎炎・線維筋痛症

J. 介護
褥瘡／認知症・アルツハイマー病／排尿障害─頻尿・失禁・神経因性膀胱〈高齢者の脱水症〉〈高齢者の便秘〉〈高齢者の服薬管理〉／在宅リハビリテーションにおける指示書について

K. 感染症、寄生虫
帯状疱疹／梅毒／原虫症・寄生虫／後天性免疫不全症候群（AIDS）／レジオネラ肺炎

L. その他
がん性疼痛／関節痛（初期対応）／熱中症／脱水症／咳・痰／摂食障害／腹満・鼓腸／便秘／下痢

M. 耳鼻科領域
急性扁桃炎／急性喉頭蓋炎

N. 皮膚科領域
蕁麻疹、薬疹、湿疹など

O. 泌尿器科領域
過活動膀胱／前立腺肥大症・前立腺がん／ED（Erectile dysfunction：勃起不全）

P. がん
がん治療の考え方／前立腺がん／乳がん／子宮がん

Q. 生活習慣病に対する療養指導
生活習慣病の食事療法／生活習慣病の運動療法

★治療については、姉妹編の「内科診療実践マニュアル」（日本臨床内科医会編、日本医学出版）を参照し、合わせてご活用ください。

JMP 株式会社 日本医学出版
〒113-0033 東京都文京区本郷3-18-11 TYビル5F
TEL：03-5800-2350　FAX：03-5800-2351

日本医学出版の最新刊や書籍情報は http://www.jmps.co.jp

好評刊!

関節リウマチ診療の現場
DMARDsから生物学的製剤まで 新たなる包括的治療戦略

- 著:織部元廣 織部リウマチ科内科クリニック院長
  第43回 九州リウマチ学会会長
- B5判／188頁　口絵カラー2頁
- 定価(本体価格4,000円+税)
- ISBN978-4-902266-63-4

実践リウマチ診療学
リウマチクリニックにおける技とコツ

- 著:織部元廣 織部リウマチ科内科クリニック院長
  第29回 日本臨床リウマチ学会会長
- B5判／156頁　口絵カラー4頁
- 定価(本体価格3,600円+税)
- ISBN978-4-86577-001-8

本書の内容

本書は前著「関節リウマチ診療の現場」の内容を大幅に改し、新たな治験も加筆。両著書を合わせて読むと、筆者のリウマチ臨床医として目指すものが尚一層ご理解いただける。
筆者はリウマチクリニックを開業して、9年目で約9,000人超の患者を診察。本書はそれらの新知見を加え、如何にリウマチ診療を行っていくかを語ったものである。読者対象はリウマチ診療に携わる医師

CONTENTS

第1章　医師としての基礎知識
　I.風邪を見極める　II.診療の技 触診、聴診　III.心の治療　IV.便秘の治療　V.下痢の治療

第2章　痛みを攻略する
　I.痛みの急性治療　II.痛みの部位別治療　III.メカニズムから見た痛みの治療　IV.線維筋痛症に対する絶食療法　V.痛みの薬剤

第3章　関節症状を認めるリウマチ性疾患
　I.比較的遭遇頻度の多いリウマチ性疾患　II.OAにもいろいろある　III.膠原病と関節　IV.感染症と関節炎

第4章　関節リウマチの診断と治療
　I.関節リウマチの診断　II.関節リウマチの評価法　III.関節リウマチの治療　IV.生物学的製剤　①レミケード(インフリキシマブ)、②エンブレル(エタネルセプト)、③ヒュミラ(アダリムマブ)、④アクテムラ(トシリズマブ)、⑤オレンシア(アバタセプト)、⑥シンポニー(ゴリムマブ)、⑦シムジア(セントリズマブペゴル)、JAK製剤(トファシチニブ)

第5章　関節リウマチのケア治療
　I.リウマチ患者の皮膚　II.リウマチ患者の爪　III.足底胼胝　など

第6章　関節リウマチと妊娠出産

第7章　B型肝炎ウイルスキャリアー患者の取り扱い

第8章　関節リウマチと感染
　I.肺疾患死亡例からの教訓　II.生物学的製剤投与例における自験感染症例　III.生物学的製剤有害事象予防の今後の課題

第9章　関節リウマチの性差,特に男性関節リウマチの特性

第10章　関節リウマチ特有のケア
　I.アミロイドーシス　II.動脈硬化

第11章　生物学的製剤投与下の患者管理

第12章　うまくいった秘伝の治療
　I.クインケの浮腫、アレルギー性耳下腺腫脹　II.結節性紅斑　III.回帰性リウマチ　IV.胸鎖関節炎を伴った関節リウマチ　V.掌蹠膿疱症性骨関節炎　VI.ベーチェット病の陰部潰瘍とアクネ　VII.線維筋痛症の激痛　VIII.こむら返り　IX.難治性口内炎　X.自律神経失調症,神経循環無力症

JMP 株式会社 日本医学出版
〒113-0033 東京都文京区本郷3-18-11 TYビル5F
TEL：03-5800-2350　FAX：03-5800-2351

日本医学出版の最新刊や書籍情報は　http://www.jmps.co.jp

関節リウマチ治療における生物学的製剤の選択と適正使用

発　行	2015年 3月10日　初版第1刷発行
編　集	田中良哉
発行人	渡部新太郎
発行所	株式会社 日本医学出版
	〒113-0033 東京都文京区本郷 3-18-11 TYビル 5F
	電話　03-5800-2350　FAX 03-5800-2351
印刷所	小宮山印刷工業株式会社
装　丁	小松　昭（Rize）

©Yoshiya Tanaka, 2015
ISBN978-4-86577-003-2　　　　　　　　　　Printed in Japan
乱丁・落丁の場合はおとりかえいたします．

本書の複製権・翻訳権・上映権・譲渡権・公衆送信権（送信可能化権を含む）は，㈱日本医学出版が保有します．
JCLS〈日本著作出版権管理システム委託出版物〉
本書の無断複写は，著作権法上での例外を除き禁じられています．複写される場合は，そのつど事前に日本著作出版権管理システム（FAX. 03-3815-8199）の許諾を得てください．